生物 劇 要処方

乳幼児ワクチンと発達障害

臼田篤伸 著

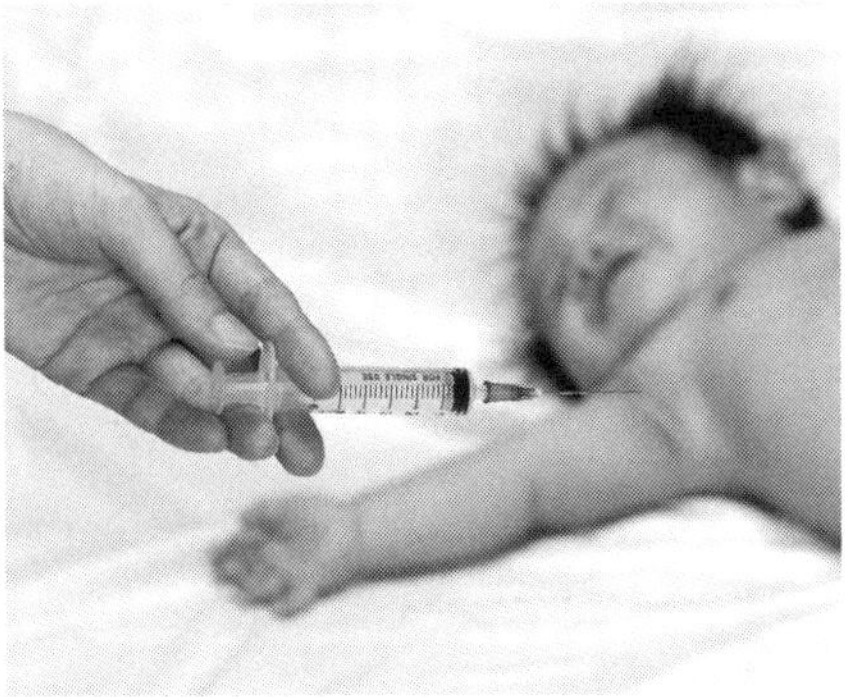

緑風出版

はじめに

自閉症・発達障害（本書では以後、全体的に発達障害の名称を使用しますが、各論的場面では、自閉症スペクトラム障害、ＡＤＨＤ、ＬＤなどの名称を使います）という疾患の話題が今日、新聞紙上に載らない日はまずありません。一歩街に出ると、不思議議な立ち振る舞いをする青少年にしばしば遭遇します。さらに自閉症スペクトラム障害などの発達障害と診断されている青少年による凶悪犯罪の急増がこのところマスメディアを通して頻繁に報道されるようになりました。

一方、この道の専門家たちは異口同音に発達障害は「生まれつき」障害、と飽きもせず唱え続けています。その根拠を明かそうとしないこうした発言自体、誠に不可解であり、かえって疑惑を招いていることに気付くべきです。この疾患の原因解明に対する責任逃れに終始している姿が透けて見えるからです。

では、「生まれつき」が本当ならば、二十～三十年ほど前までは、この疾患の話題、報道がほとんどなかったのはなぜでしょう。これに対するまともな解答をこれまで見聞きしたことがありません。この道の権威者とされる大学教授の見解を第2章で紹介しますが、その内容を見渡すと、原因は社会の不寛容によるもの、あるいは、生まれながらの疾患だから個性と見る許容性が必要などと捉えています。よって、この疾患の結果論ばかりを弄《もてあそ》び、発達障害の真の原因を意図的にはぐらかす姿勢がありありと伝わってきます。

筆者はこれまで数々の証拠を集めつつ、真実を追い求めてきました。その結果、〇歳児を中心とする乳幼児予防接種の乱用が、自閉症・発達障害の激増と密接不可分であることを確信するに至りました。数ある根拠の一例として、アメリカの神経外科医師ラッセル・L・ブレイロック博士は、自閉症・発達障害の出現は、集団的予防接種プログラム以前は、前代未聞であったと自身の論文で述べています。

さらに、幼少時の発達障害者が急増する一方で、二十～三十年前からの予防接種乱用時代に育った発達障害児たちが成人し、大人の発達障害問題としてにわかにクローズアップされ、今日大きな社会問題になっています。大人では一〇人に一人が発達障害といわれ、身近で目撃する機会が増えてきました。頭はいいのだが行動がどこかちぐはぐ、感情や意思の疎通がスムーズにいかないなどが特徴です。本人は努力をしているのだが治らない、こうした悩みを職場で抱えている若者が増えているのです。

平成十七年（二〇〇五年）四月一日に発達障害者支援法（一〇六頁参照）が施行された背景には、発達障害者が増えすぎてしまって、個々の自治体や学校の対応ではどうしようもなくなっている状況があります。この疾患の原因究明を含め、根本対策を打ち出さなければ今日の状況はさらに悪化し、泥沼にはまってゆくことでしょう。

原因をあいまいにしていると、教育現場、および社会生活全般にわたって混乱が広がっていくことになります。そこで筆者はこの度、自閉症・発達障害の問題の本質を解き明かし、世に問うことにしました。

目　次

乳幼児ワクチンと発達障害

第１章

発達障害の原因は乳幼児へのワクチン乱用

原因究明を阻む専門家による「生まれつき」論に科学のメスを

発達障害とは、発達障害者支援法において次のように定義されています。「発達障害は、自閉症、アスペルガー症候群その他の広汎性発達障害、学習障害、注意欠陥多動性障害、その他これに類する脳機能障害であってその症状が通常低年齢において発現するもの」とされています。これらの種類分けを明確に行うことは困難です。症状が重なり合っていることも多く、十人十色と考えるのがむしろ妥当です。その原因も何もわかっていないのが現状なのです。

これに対して、発達障害の専門家や医師の方々は、日本列島隅々まで発達障害「生まれつき」原因論でガードを固めています。しかし、本書がこれから解き明かそうとしていることは、この「生まれつき」論自体が、根拠が希薄な「常識」だということです。この常識を捨てない限り発達障害の原因解明も未来も切り開くことはできません。

専門家の方々は、本書がこれから述べていく数々の科学的・客観的事実を突き付けられても、なお逃げ切れると思っているのでしょうか。

そもそも、筆者がこの「生まれつき」論に疑問を抱いたのは、なぜ「原因不明」と言わないのか、ということに尽きます。発達障害の原因は現在のところ分かっていないのならば、「生まれつき」と決めつけることはできないはずです。これでは原因解明への道を最初から閉ざしていることになります。この問題を正しい解決に導くためには、「生まれつき」論をいったん白紙にして、科学的根拠のある情報だけを武器にして取り組む必要があります。入り口を間違えれば迷路をさ迷い、不毛な歳月を積み重ねることになるからです。こういう愚かさから一刻も早く脱却することが、今求められているのです。

これから本書が記述する内容は、「生まれつき」論者の方々に対して、とどめを刺すものになると思っています。文字通り科学的論理のメスを入れて、発達障害の真の原因を解明しなければなりません。

発達障害の原因の中心的役割を担っているのは、脳神経系を守るミクログリア（小膠《しょうこう》細胞）と呼ばれる免疫細胞であることが明らかになりつつあります。この細胞は、雑多な成分を含有するワクチンなどの異物が乳幼児の脳内に頻繁に侵入すると、活性化し、それらに対して過剰に防衛する性質を持っています。これが長く続いた状態をミクログリアの慢性活性化と呼び、脳神経系を守るのとは裏腹に、かえって脳神経系にダメージを与えることが分かっています。

この章ではこれらの事実関係の大筋をまとめてみました。

大脳皮質のダメージに基づく疾患

大脳皮質とは何をする組織か

発達障害の人の大雑把な特徴をまずとりあげると以下のようになります。「対人関係（社会性）

図1　大脳皮質の構成

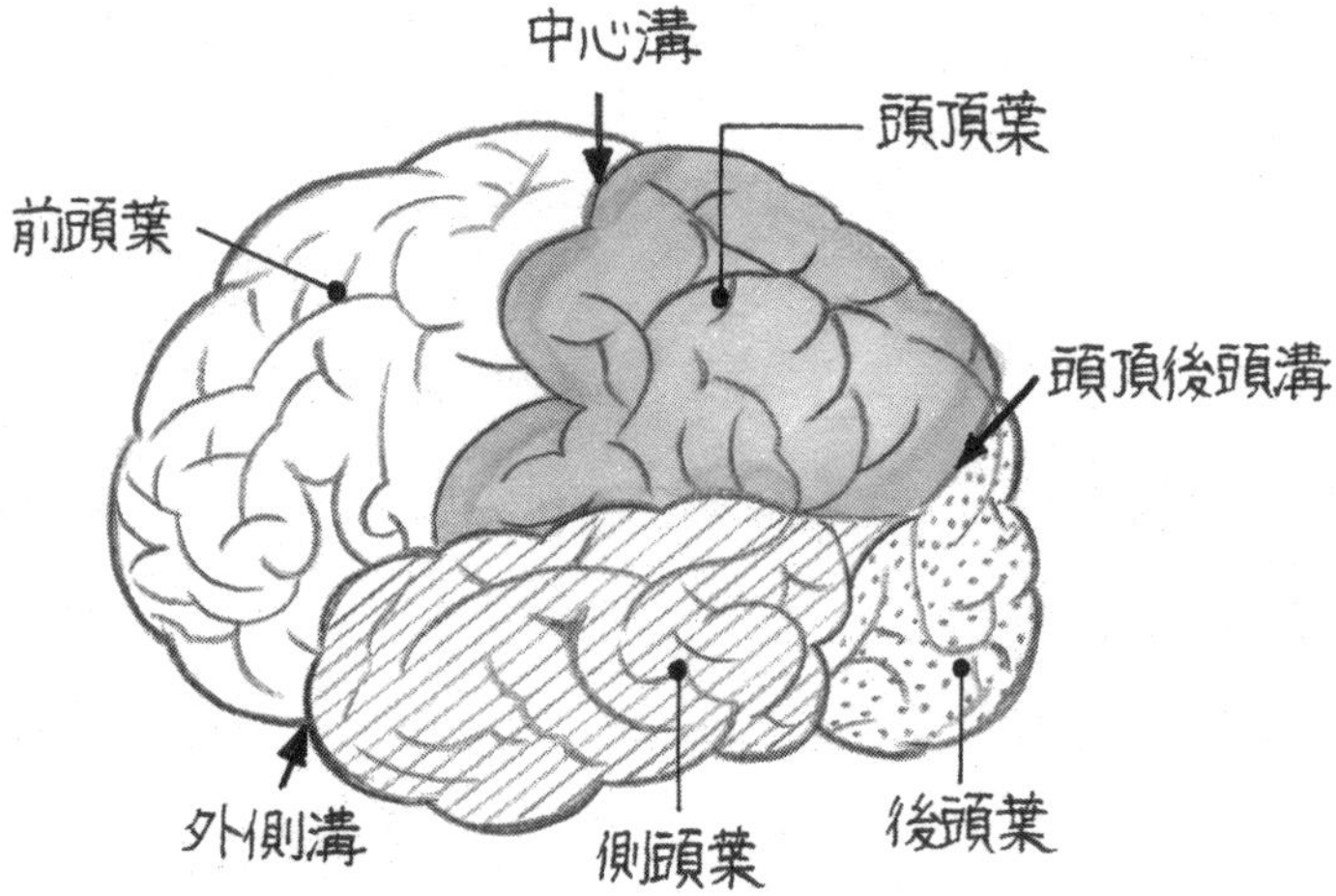

の特異性」「コミュニケーションの質的障害」「空気が読めない」「想像力が乏しい」「発達性ディスレクシア（読み書き障害）」などであり、どれをとっても、人間だけにみられる高度に進化した頭脳部分に引き起こされる疾患とみることができます。すなわちそれは、大脳皮質に発生した何らかの異常と捉えられます。そのため、大脳皮質とはどういうところかを知っていただくことが必要です。

大脳皮質とは大脳の表層を覆う灰白色の部分。人間ではこの皮質が特に発達していて、大部分が新皮質です（図1、2）。人類だけに高度に発達した大脳の表面を覆う神経細胞の密集帯です。動物的な本能的行動を制御する神経細胞集団とみることもできます。脳の中心部を構成するのは、進化の順番からすると本能的な行動を指図する部分とみるのが妥当です。したがって、動物は本能の赴くままに

図2　大脳の断面

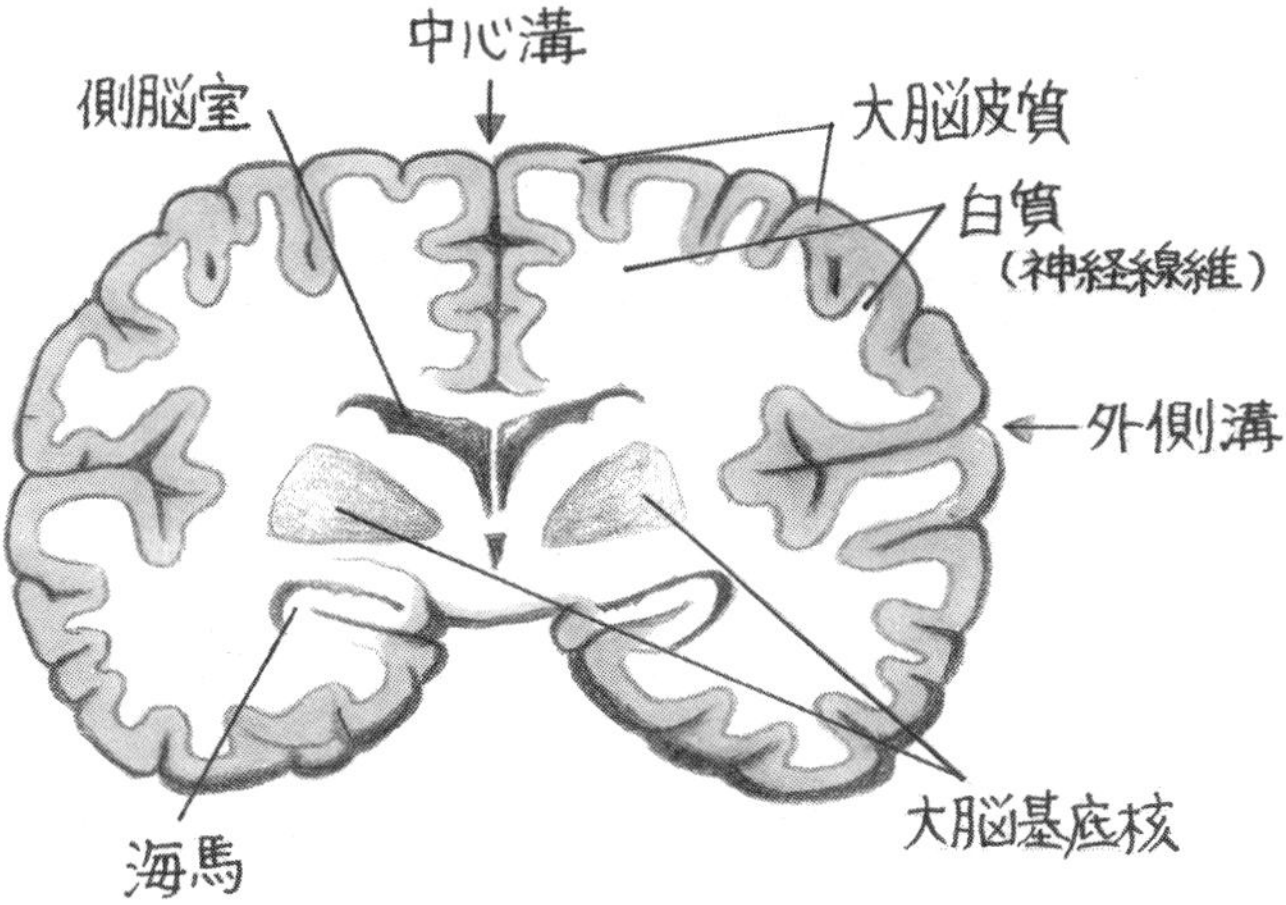

行動を起こすのです。

まず始めに、高度な人間の行動を支配する大脳皮質とはどのような構造になっているのか、詳しくみていきたいと思います。

大脳の表面部分を覆う皮質を大きく分けて、前頭葉、頭頂葉、側頭葉、後頭葉、それと左脳と右脳から構成されています。左脳と右脳は脳梁でつながっています。これらが人間の感覚、思考などの活動の中枢です。すなわち、大脳皮質は知覚、随意運動、言語理解、思考、推理、記憶など、高次機能を司る人間が生きていくうえで必要不可欠な司令塔なのです。

大脳皮質の内側は白質と呼ばれ、大脳皮質の神経と他の神経をつないでいます。

このように大脳皮質は部分ごとにそれぞれ違った役目を果たしていることが分かっています。大脳皮質の脳部位は多岐にわたっていて、以下のようにそれぞれの部位の役割も解明されています。
まず前頭葉から記します。
眼窩前頭皮質＝思考や判断の中心的役割。前頭連合野＝各連合野の情報判断実行。
前頭眼野＝眼球の随意運動指示、情動・動機づけ。
運動連合野＝運動の司令塔。
一次運動野＝手足・顔・体幹の運動を司る。
ブローカ野＝言語処理、音声言語の処理（言葉を作りアウトプット）。

次に頭頂葉です。
一次体性感覚野＝身体の感覚、温痛感、触覚の中枢。
頭頂連合野＝視覚・感覚・言語の情報統合、空間・時間の認識・判断。
角回《かくかい》＝言語理解、連想記憶部分。
縁上回《えんじょうかい》＝音韻のワーキングメモリ。
味覚野＝味覚情報の受取。

次に側頭葉です。
側頭連合野＝視覚・聴覚・色、形、音の認識。
ウエルニッケ野＝感覚性言語中枢（インプット）、音声言語を理解、認識する。

島皮質＝行動の知覚と関係。

次が後頭葉です。

視覚連合野＝形態、空間、イメージ画像を担当。

視覚野＝視覚情報の受取。

次いで脳梁《のうりょう》です。右脳・左脳の情報をつなぎます。

最後に左脳、右脳の「側性化」の説明です。左脳は、知覚、思考、判断、意思、感情を司る（論理的思考）。右脳は、本能や自律神経、感性・記憶を司る（感覚的思考）

発達障害は主に大脳皮質の受容と指令の混乱によって起きる疾患

自閉症は脳が早期に過剰に大きくなる

自閉症とは、乳幼児期に発症する発達障害に属する障害の一つ。今日、一般的には自閉症スペクトラム障害（ＡＳＤ）の名称が使われています。主な特徴として　①対人関係（社会性）の特異性　②コミュニケーションの質的障害　③想像力の質的障害、の三つが挙げられています。

自閉症の人の脳については、かねてから脳の容量が大きく、過成長していることが指摘されてきました。自閉症で脳のサイズが大きくなるのは、「シナプスの刈り込み」という脳の機能の最適化が十分に行われないことが一因だと考えられています。これは変化に柔軟に対応していくことの苦手さと関係している可能性があると言われています。二〇一一年のニュースでは、米ユタ大学のジャネット・ラインハートさんらが、不慮の事故などで死亡した自閉症の子どもの脳を調べたところ、同じ年齢の自閉症ではない子どもの脳よりニューロンが多く、脳がより重いと報告しています。さらにこれをフォローする記事が『ネイチャーハイライト』(二〇一七年二月十六日付「健康科学」)に掲載されました。以下にそれを引用します。

「自閉症スペクトラム障害(注)(ASD)は、脳の過成長と関連するとされるが、これが行動症状とどのように関係するのかは明らかにされていない。今回、ノースカロライナ大学のヘザー・ハズレットらは家族性ASDに高いリスクを持つ幼児を対象に神経画像化による長期的研究を行い、二十四カ月齢時点でASDの診断を受けた高リスク児の八一%は、六〜十二カ月齢の時点で大脳皮質成長率の増大を示していることが分かった。高リスク児の早期脳過成長は二十四カ月齢での社会性障害と関連しており、六カ月と十二カ月時に取得した画像データから、高リスク児における二十四カ月時のASD診断を予測できた。これらの知見から、ASD発症に向かう脳成長の軌跡の差は、生後第一年の間に早くも現れることが分かる」。

これらの事実は、「自閉症生まれつき論」の根拠ともなり得る現象ともみられるが、同時に、〇歳の時点において、何らかの発症要因が関与していることを示唆する所見とみることもできます。いずれが妥当なのか、以下その論証を行っていきます。

その原因はミクログリアの慢性活性化の仕業

ミクログリア（小膠《しょうこう》細胞）とは、白血球の三つの構成成分のうちの一つ、マクロファージ（貪食細胞）が脳および全身の神経系において変化し、形成される細胞形態のことを指します。脳の中では異物の捕食処理や神経細胞の修復などを行っています。

ちなみに、残りの二つの白血球成分は、リンパ球と顆粒球です。

マクロファージは白血球の約五パーセントを占める単球という名の細胞から変化したものです。異物を貪食し、抗原を提示する役割を担います。この単球は血管から臓器に移行すると、その臓器に適した形態に変化します。

抗原性を高めるためにワクチンに添加されているのが、アルミニウムや油などの不溶性（水に溶けない）物質です。これがアジュバントです。これに死んだ病原体をくっつけることによって、ワクチンを長く体内に留めることができます。それによって免疫細胞が長い期間ワクチン（抗原）と接触し、抗体を作り易くしているのです。したがって免疫細胞の一種のマクロファージはワクチンとの接触が長期間に及ぶこととなり活性化が亢進します。その結果、マクロファージの活性化がなかなか収まらなくなることがあるのです。出生前後までに脳に入ったマクロファージがミクログリアの出自です。これこそがワクチンの乱用に乗じて脳神経系に異常を引き起こす張本人なのです。生後、白血球は血液脳関門を通して脳内に侵入することはできません。従って、脳内で働くミクログリアは、脳外から補充されることはなく、脳の中で分裂増殖したものがそのまま脳内で働きます。

普段何もないとき、ミクログリアはあまり分裂もせず、じっとしているのですが、異物の侵入や神経損傷などが起こると、活発な行動を起こします。分裂を行って数も増やします。しかし、事態が収まるとまた元通りにおとなしくなり、活性化は急速に収まります。

ところがワクチンによる異物の直接血中侵入が乳幼児期から頻繁に行われると、ミクログリアの活性化が収まることなく持続してしまいます。これをミクログリアの慢性活性化といいます。これは脳におけるミクログリアによる慢性炎症とみることができます。リンパ球のように熱を発生させることはありませんが、活性化し続けると逆に脳神経細胞にダメージを与えることになります。すなわち、発達障害の正体とは、ミクログリアの慢性活性化が持続した状態とみることができるのです。増えすぎると体にダメージを与えるのは、他の白血球と同様です。

ミクログリアは脳全体をカバーする免疫細胞です。したがって小脳などでも当然ミクログリアの慢性活性化が起こります。よって、いろいろな運動障害、手先の不器用なども併発しやすいことになります。写字障害などの形でも表れ、第三者が読めない字がしばしばみられます。

ここで小脳の位置と形、働きを記しておきます。

小脳は、橋《きょう》および延髄の後面にあり、第四脳室を覆っています（図3）。全身の筋肉運動や筋緊張の調節を行います。また、姿勢や運動の制御にも関係しています。小脳の一部で、起源が最も古い片葉《へんよう》（古小脳）は、頭位が変われば、その位置変化の情報を受けとり、四肢、体幹の筋肉をうまく動かすことにより、身体の平衡を保ちます。古小脳は、身体各部位の皮膚感覚や筋感覚情

図3　小脳を含めた脳全体の断面図

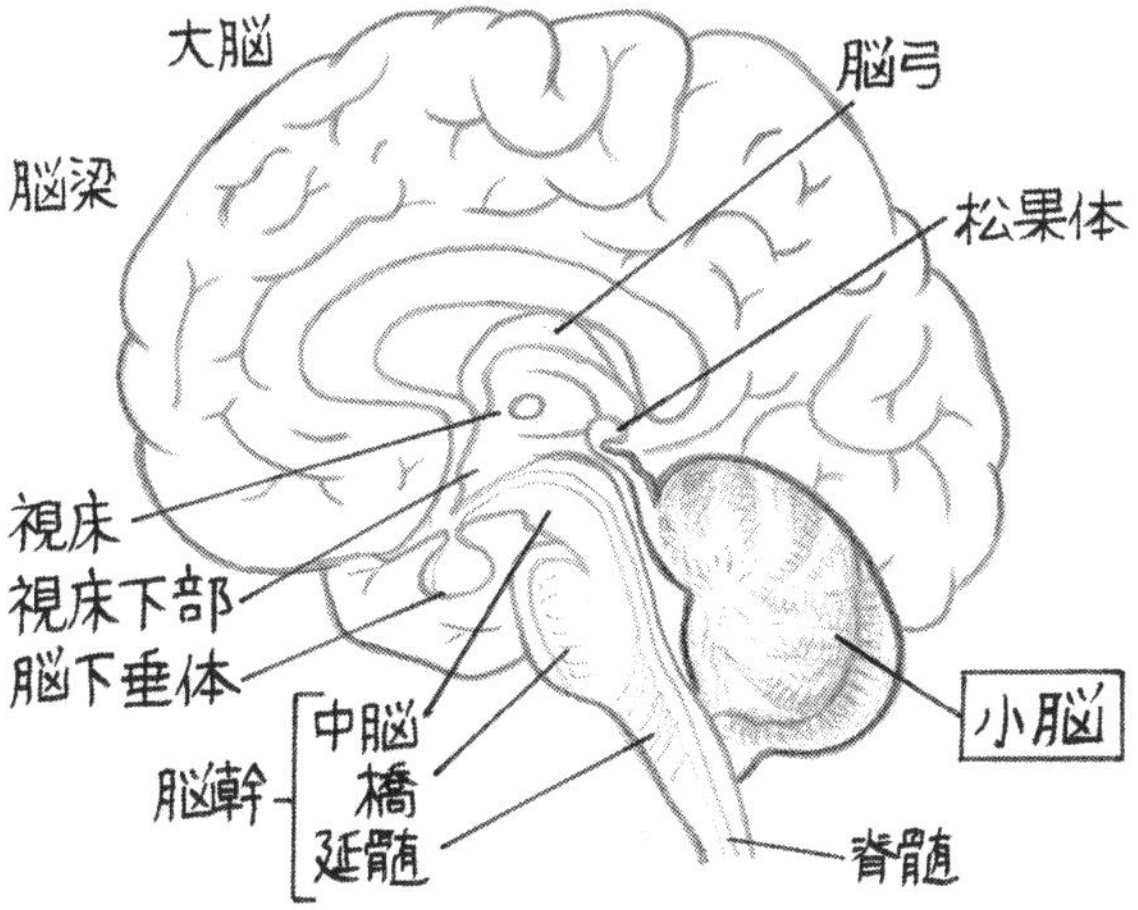

報の入力を受けて、静止時及び歩行時の体の平衡を保つことに関与します。小脳半球の大部分を占める新小脳（半月小葉）は、大脳皮質や各感覚器からの情報の入力を受け、随意運動を起こさせ、さらにそれをうまく調節しています。新たに注目されている小脳の機能は、手仕事や技の学習と記憶です。以上のように、脳神経系の分布が、人間行動のすべてを統括していることがお分かりいただけたと思います。

ミクログリアの慢性活性化は、脳のあらゆる分野に起こりうることです。また活性化したミクログリアの分布範囲も、常に一定しているわけではなく、絶えず変化しているとみるのが妥当です。その結果として、発達障害の中に「自閉症スペクトラム障害」という名の疾患群があるとおり、千差万別の症状を生み出すこととなります。

以上の所見から、自閉症・発達障害を生み出すもとは、ミクログリアの慢性活性化が主原因であることがほぼ分かってきました。

その発生メカニズムについて詳しく考察を行います。自閉症・発達障害「生まれつき」論が日本列島の隅々まで行き渡っているので、その誤りを証明するためには十分な医学的・科学的根拠が求められます。脳神経系の免疫細胞・ミクログリアが脳内に侵入するプロセスは前述したとおりです。

そこで、数多くのワクチン成分が一度に血中に入れられる危険性、いかにして血液脳関門（BBB）を通過するのか、それらが脳内に侵入した後のミクログリアの活性化への関与、ミクログリアが慢性活性化された後の脳内の状況を以下に記します。

予防接種は自然の法則に反した医療行為

まずは予防接種の歴史と現況を紐解いておきます。そして、次にワクチン成分が血液脳関門にたどり着く前、すなわち、ワクチン成分が直接血中に入っていく危険性を説明します。

自然界では起こりえないこと、これがワクチンというものの正体です。ワクチンの起こりは次のような事柄に由来します。

イギリスの酪農地帯では古くから、牛の皮膚に多数の痘瘡《とうそう》（牛痘《ぎゅうとう》）ができる伝染病がたびたび流行しました。そのため、乳しぼりの女たちは牛痘にしばしば感染したのです。しかし、命を落としたり、重い症状になることはありませんでした。そのうえ彼女たちは、決して天然痘（痘瘡）にかかることがなかったのです。十八世紀後半に、天然痘がヨーロッパ全土で猛威をふるっていた時にも、乳しぼりに従事していた女性たちのほとんどが、その発病を免れ、全身に及ぶ発疹とそれに引き続く目立った病痕を残すことがありませんでした。

当時イギリスの医師エドワード・ジェンナーは、彼女たちが牝牛に常在している牛痘には罹っても、天然痘に罹らないのは、彼女たちが乳しぼりを行うことによって獲得した牛痘の病原体成分が、天然痘病原体と何らかの共存関係をむすび、発病阻止効果を生み出したものとの推論を導き出したのです。

この素朴な観察からスタートした予防接種が、手を変え品を変え、今日巨大産業へと上り詰めてしまったわけです。

ワクチンの副作用がなぜ起きるのか、すなわちそれは、その侵入経路が体のバリアーを通らずに、直接血中に侵入するからです。自然に備わったバリアーとは、気道、食道の入口にはワルダイエル咽頭輪、腸管には小腸に集中して存在するパイエル板を含む無数のリンパ組織などが挙げられます。無論、皮膚全体は厚い重層扁平上皮細胞のバリアーで覆われています。このような関所を通らずに、直接血中に侵入するのがワクチンだということをまず理解しておかねばなりません。したがって必ず副作用被害が発生する仕組みになっています。ちなみに、原発事故も同類で、地上の自然界では起こりえない核分裂反応を人類が発明してしまったために、重大事故に絶えず脅かされる運命を自ら背負ったのです。

体への不法な侵入異物が検問所（バリアー）を通らないことの重大さは、空港の手荷物検査を巧みにすり抜けて、凶器を機内に持ち込むテロリストに譬えることができます。少量の異物侵入ならば、マクロファージの防衛網に捕捉されますが、多数の化学物質、生物製剤を含んだワクチンが直接血中に多数回にわたって注入されると、マクロファージおよび脳内のミクログリアが処理しきれなくなり脳はパニック状態に陥るのです。

恐るべし、ワクチンの乱用！

元・国立公衆衛生院疫学部感染症室長で医学博士の母里啓子《もりひろこ》さんの著書『もうワクチンはやめなさい』（双葉社、二〇一四年）には以下の衝撃的な事実が記されています。

「現在、生まれたばかりの〇歳児の赤ちゃんが一歳になるまでに、十三回もワクチンを打たれていることをご存知ですか。かつてＢＣＧとＤＰＴ（ジフテリア・百日咳・破傷風）ワクチン程度だった幼児の予防接種は、乳児に移行し、ここ数年で急激に増えているのです。

とくに、ヒブワクチン（細菌性髄膜炎などを予防＝引用者注）と小児用肺炎球菌ワクチンという二つのワクチンが導入されてからは、接種回数が増えたために予防接種のスケジュールが過密になりました。そして、『お母さんが楽になるように』と安全性の検証もないまま、何本ものワクチンを同じ日に打つ、同時接種が行われるようになったのです。（中略）ヒブワクチン、肺炎球菌ワクチンの発売後の二〇一一年から二〇一四年の五月に至るまで、両ワクチンで死亡した子どもは三十八名もいるのです」。

これらの大半は、突然死として扱われていて、厚労省はワクチンとの因果関係を認めようとしません。かつては二歳以後にワクチン接種を行うのが一般的でしたが、今では、生後二カ月から行われています。免疫組織が未成熟なこの時期からの接種にさまざまな副作用被害が発生するのは見え透いた道理といえます。

アジュバントの被害も無論ある

既述のように、アジュバント（免疫増強剤）は、異物を追い出そうとする人体の自然現象を妨げるものです。アジュバントとは、増強する、補強をする、という意味です。不活化ワクチンの効果を高めるために加える添加物のことです。不活化ワクチンはホルマリンなどで殺した病原体を使って作られます。死んだ病原体のため、体の中に入ってもそれ以上は増えず、効果の高い免疫抗体はなかなか作られないので、やむなくアジュバントが加えられるのです。それによって完全な異物にします。

しかし、これはまぎれもなく、異物を追い出そうとする人体の自然現象を妨げる行為です。そのために、時として異常な免疫反応が起こります。さらに不活化ワクチンの場合は、二回、三回と追加免疫が必要となります。そのたびにアジュバントを体内に入れ、異物は蓄積されていく。これは明らかにアレルギーの原因となります。それを積み重ねればアナフィラキシーショックを起こす危険性が高まります。

アナフィラキシーショックとは、発症後極めて短時間のうちにアレルギー反応が全身性に出る反応です。皮膚、粘膜、呼吸器、消化器、循環器など複数の臓器に及びます。アナフィラキシーショックによって血圧の低下や意識障害などを引き起こし、場合によっては生命に危険が及びます。

ちなみに、アレルギーは、体を守る免疫が過剰に働いて体に害を与える状態をいいます。本来の免疫は、体内に侵入してきた細菌やウイルスなどの異物に対して抗体を作り、異物を排除するための仕組みのことです。

アトピーが増えた原因がワクチンの乱用によることがよくわかる事実です。

ワクチンは、生ワクチン、不活化ワクチンのいずれをとっても生ものです（時間がたつと変性、腐敗する）。したがって、外部の細菌やウイルスなどの侵入によって汚染されないように消毒薬や防腐剤の類を添加物として入れる必要があります。体に注射するわけですから微量でも強力な殺菌剤が必要なのです。以前は水銀が主に使われていましたが、自閉症スペクトラム障害などの原因物質であることが判明したため、使用ワクチンは少なくなりましたが、一部ワクチンではいまだに添加されています。それに代わっていろいろな添加物を新たに入れる必要が発生しました。これらが血中に直接入れられるわけですから、恐ろしいことこの上ありません。

次に発達障害を考えるうえで極めて重要なテーマ・血液脳関門の仕組みを解説します。

血液脳関門（BBB＝blood-brain barrier）とは何か？

浜六郎さんの著書『やっぱり危ないタミフル』（金曜日、二〇〇八年）には血液脳関門について、

図4　血液脳関門

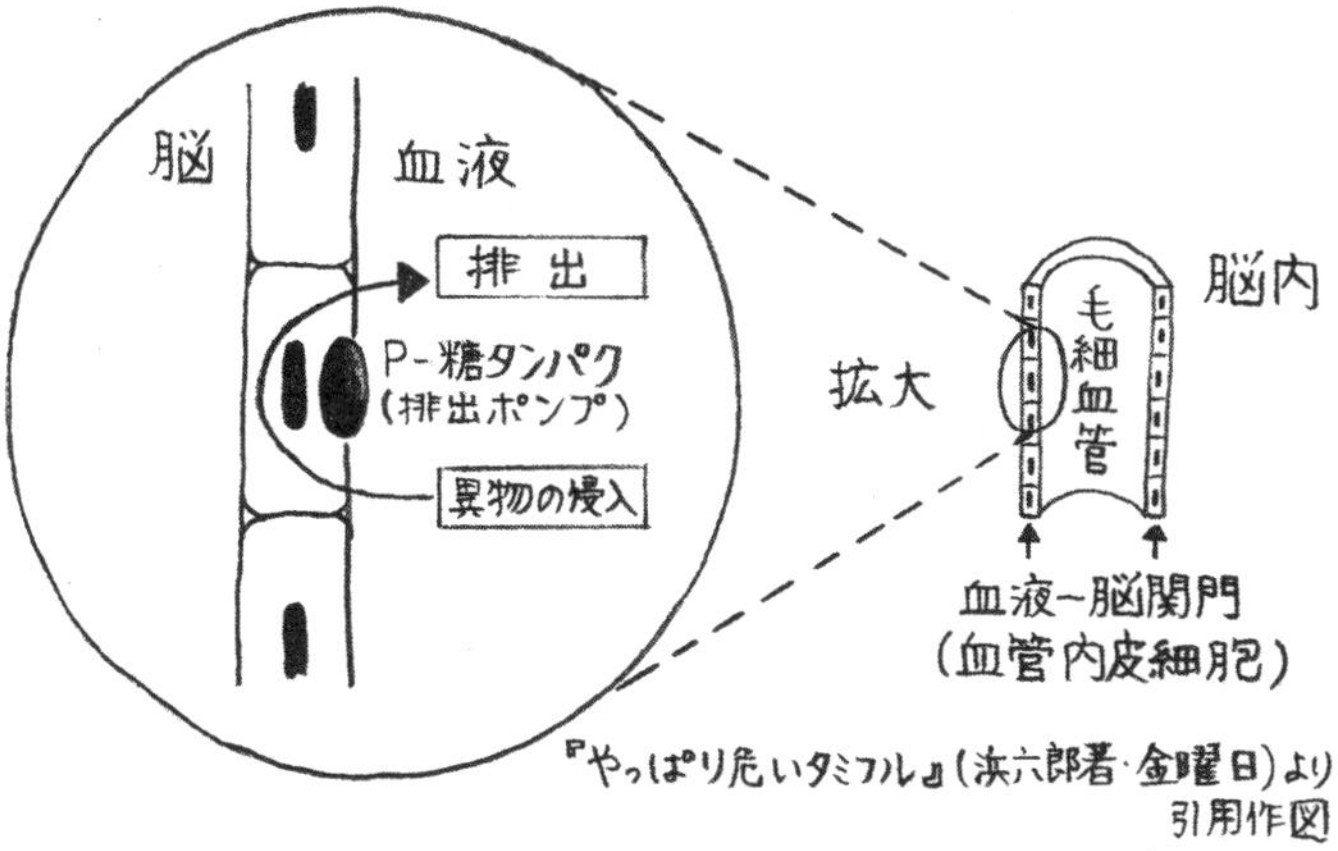

インフルエンザ薬タミフルを例として挙げ詳しく記述しています。以下にその一部を引用させていただきます。

「人でも動物でも、血液と脳が接している部分には関所のような部分があり、異物が脳に軽々しく入らないように見張っている。『これが血液―脳関門』だ（図4）。血液脳関門の本態は、血管の内皮細胞（毛細血管の内面をおおっている細胞）である。水に溶けるものは血管内皮細胞に入り込めない。活性体のタミフルがそうだ。一方、脂に溶ける物質は内皮細胞に入り込む。未変化体タミフルがそうだ。それでも、血液脳関門（血管内皮細胞）には、もしも異物が内皮細胞に入り込んできても、脳の中までは入りこまないように、それら異物を汲み出すポンプ装置が備わっている。

この装置を『排出トランスポーター』という。未変化体タミフルを汲み出す排出トランスポーターは『P—糖タンパク』というたんぱくである。健全な血液脳関門であれば、タミフル活性化体はもちろん、未変化体タミフルも脳内に入ることができないので、脳内のタミフル濃度は高くならない。ところが、生まれてすぐの動物は、人でもラットでも、排出ポンプであるP—糖たんぱくが、未熟で働きが悪い。入ってきた未変化体タミフルを内皮細胞がつまみ出せないため、未変化体タミフルが脳中に侵入してしまう」

生後間もない時期の赤ちゃんへのタミフル投与の危険性が浮き彫りにされた事実です。また、一歳以上の子や大人でも、インフルエンザにかかった初期の段階では、P—糖タンパクの働きが鈍るとのことです。そういう時期にタミフルを服用した場合に、突然死や異常行動が集中しているのです（八〇％程度）。

ワクチン本体ならびに、添加物のアジュバントが脳内に侵入する危険性も、ワクチン接種を行う以上、絶えず付きまとう影です。とりわけ血液—脳関門が未成熟な生後間もない〇歳児の場合が危険であって、自閉症などの神経疾患の原因となっていることは今や公然の秘密になりつつあります。自閉症やてんかんは病気ではなく「生まれつきの障害」とか「個性」などのウソを平然とつかなければならない理由がここにあるのです。

ではどういう場合にこの関門を通過してしまうのか。高熱などの症状の時もそうですが、実のところ、ワクチンに含まれる成分のいくつかに、この関門を開かせる成分、あるいは侵入してしまう成分が含まれています。脳が未完成な低年齢児ほどこの危険性が高いのは言うまでもありません。

ワクチン成分によるミクログリアの慢性活性化への関与

ミクログリアは、神経細胞を守るために、それに合わせたかのように短い突起を幾つも伸ばした格好をしています。ミクログリアの出自であるマクロファージは、体中の異物を監視したり、処理する仕事を行っていますが、その組織の構成に見合った形に変化しないと、うまく仕事ができません。人間が環境や職場ごとに制服や作業着、あるいは得意技が異なるように、マクロファージが仕事をやりやすい形、ミクログリアに変わっただけです。樹状細胞もほぼ同類です。

肝臓ではクッパー細胞、骨髄では破骨細胞，肺では肺胞マクロファージなどです。ただし、マクロファージが脳に侵入するのは、出生前と生後のごく短期間に限られます。それを過ぎると白血球に対しては、血液―脳関門が閉ざされます。ところが出生後、日時が経っても、前述のように、ワクチン成分に血液―脳関門を通過、あるいはそれを開かせる成分が含まれていることは見逃すことのできない事実です。年齢を重ねても脳の外傷や熱性疾患の際にはこの関門が開くことがありますが、普段は開きません。

ミクログリアの進化のプロセス

筆者の大学院の研究テーマは腫瘍の細胞培養でした。その際、ヒトの神経鞘腫《しんけいしょうしゅ》組織の初代培養において、位相差顕微鏡下で生きたまま観察された腫瘍細胞を取り巻く無数の活性化したミクロ

図5　活性化したミクログリアの位相差顕微鏡像

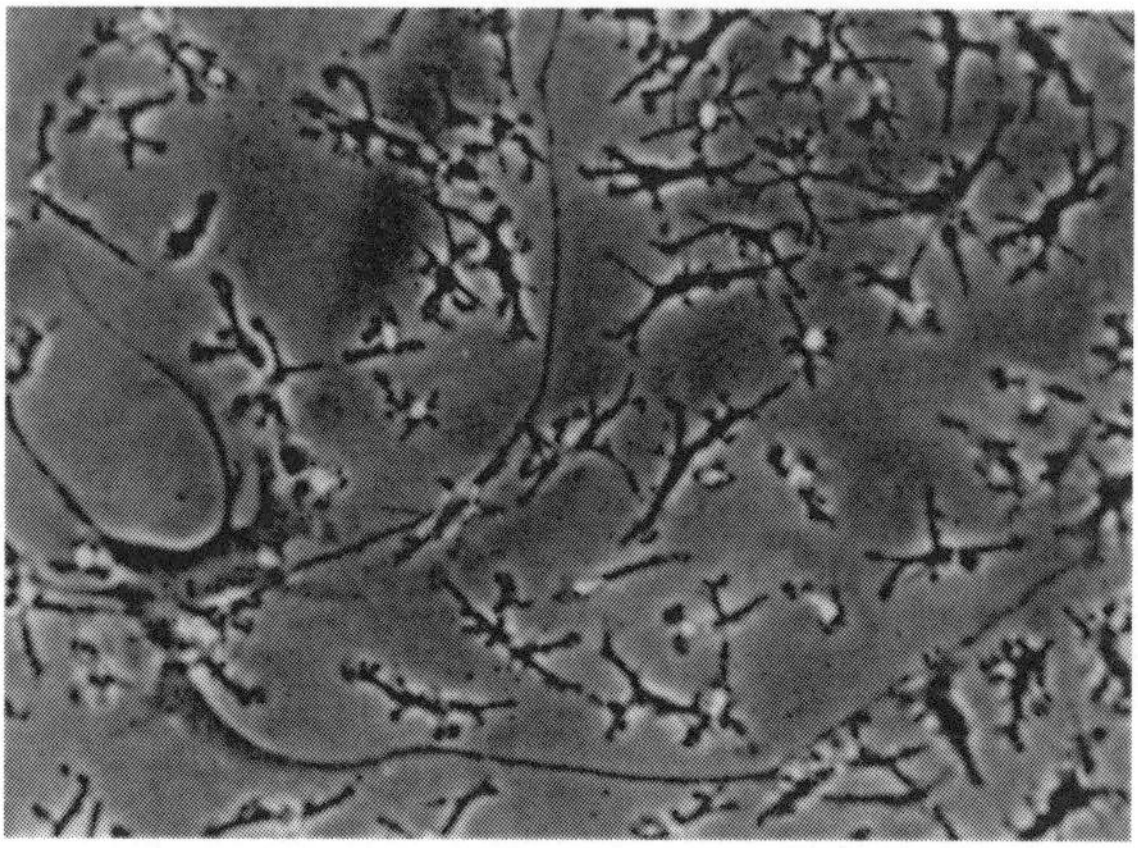

グリア細胞が図5です。
下等な多細胞時代の原初のマクロファージから、多くの種類の血球細胞が生み出されてきました。単細胞時代の姿をそのまま残し続けたのがマクロファージです。すなわち、その動物の単細胞時代の姿に最も近いのが、マクロファージということになります。
マクロファージは全身全てに分布し、体のそれぞれの組織に見合った形に進化を遂げました。言ってみれば忍者のような細胞と考えると分かりやすいと思います。血中を巡るときは抵抗の少ない小型の球形をしているため、単球と呼ばれています。これは血中を循環していて、炎症部位を発見すると、そこに集団となって多数集合する性質を持っています。そして前述のようにそれぞれの臓器にマッチした姿に変貌をとげ、機能を発揮します。体内の多くの組織で多様な働きをしています。本書のメーンテーマ・発達障害に直接的に関与しているのが、脳に存在するミクログリアです。

ミクログリアの活性化と神経変性

以下に、アメリカの神経外科医ラッセル・Ｌ・ブレイロック博士（ＭＤ）の論文から、ミクログリアの慢性活性化論についての考察を引用させていただきます。

まず、『ワクチンに「ＮＯ！」と言おう』（シェリー・テンペニー博士著、アメリカ、二〇〇八年）への同氏の推薦文からです（前者）。次に、同氏のサイト「ミクログリアの活性化と神経変性」論文（後者）をダウンロードして筆者が翻訳しましたので、その要点を引用させていただきました。この二つの記事には、自閉症とミクログリアの関係について、最重要記事が記されています。

「ウイルスやウイルスの断片が、脳内ミクログリアや退行性神経変性の誘発部の中に吸収されうることは科学的に証明されています。ひとたびこれが起こると、引き続いて接種される全てのワクチンは、脳内のダメージを強力に拡大させていきます。これは証明された事実であって、詳しく調べられた上で、その道の有名な研究雑誌に報告されています。しかしいまだに、ワクチンの擁護者たちは、私たちに対して、そのような汚染は安全性の心配はないので、予防接種計画は続けられて行くと告げているのです」

「連続的な予防接種で脳の免疫システムが刺激された場合、たとえば二カ月ごとに行われるシリーズのルーチンワクチンが投与された場合、強烈なミクログリアの過剰活性化が引き起こされます。それは数年間、あるいは十年間にも及ぶことがあります。解剖で検索された自閉症患者の

図6　ニューロン（神経細胞）とシナプス

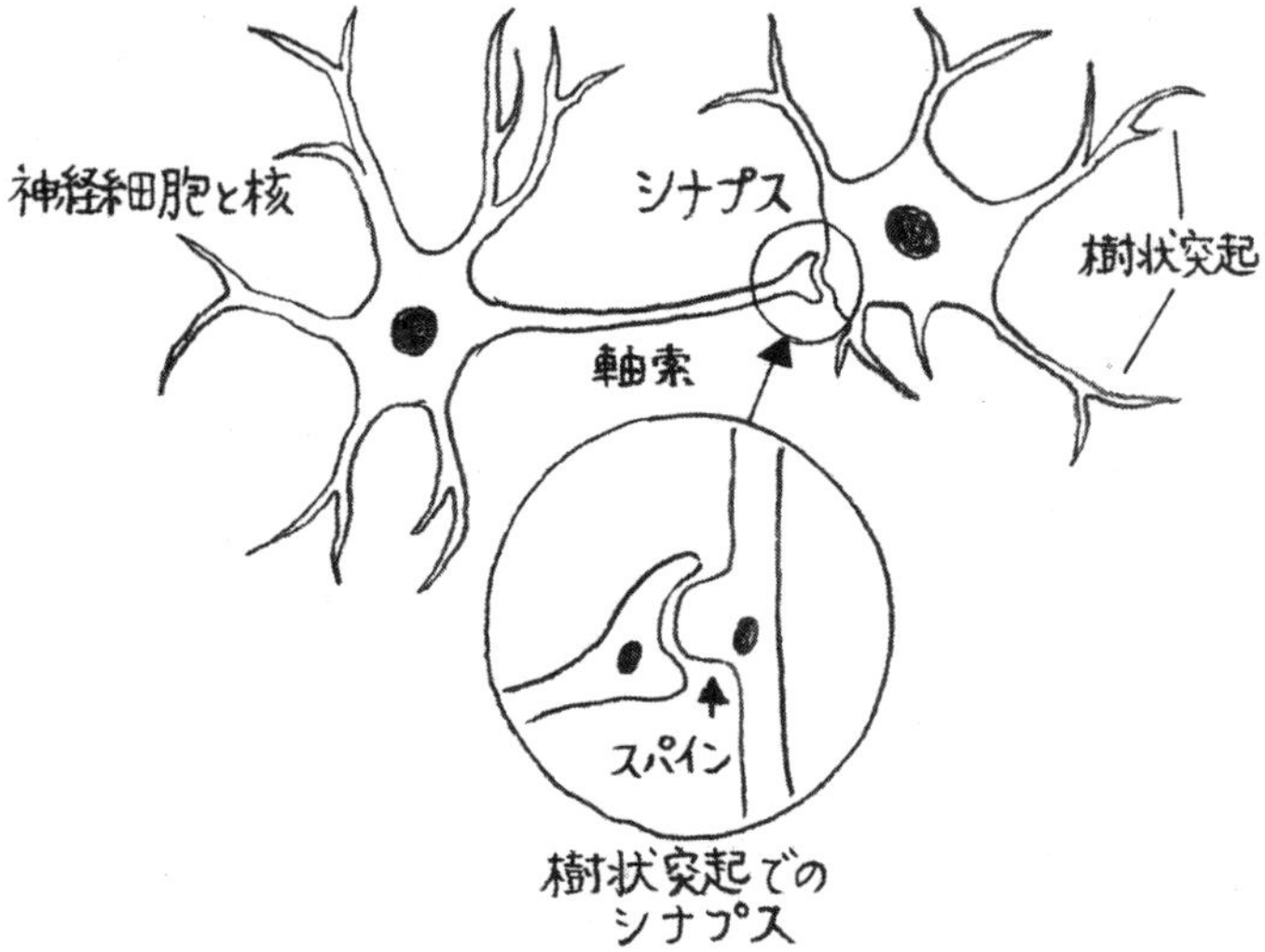

『シックスクール問題と対策』(加藤やすこ著・緑風出版）より引用作図

脳に関する最近の研究によると、広範囲のミクログリアの活性化状態が、人生の四十年もの間起きていたことが発見されました。これは、その人の脳が常に炎症状態にあったことを意味しています」(前者)

次に「ミクログリアの活性化と神経変性」論文より重要個所を紹介します。

「ミクログリア（小膠細胞）は中枢神経系に常在する免疫細胞です。そして通常は静止状態のままで存在していています。ミクログリアは刺激を与えられると、代謝が活発になり、アメーバ状の外形を呈するようになり、中枢神経系（CNS・Central Nervous System）を動き回ることができるのです。ミクログリアの活性化は極めて容易に起こります。そしてその活性化は、外傷、細胞興奮毒による刺激、微生物の侵襲、重金属毒性、系統的な免疫活性化、様々な薬剤など、いろんな原因によって成し遂げられます。

ほとんどの環境の下では、この活性化は長続きしません。むしろ急速に収束します。そのような状況であれば、ミクログリアは多くの免疫細胞の機能を手助けしています。

時と場合によっては、ミクログリアの活性化は収束しません。そして、慢性的活性化の状態が発生します。いったんこれが起こると、多数の脳微細構造に深刻なダメージが発生します。とりわけ、活性化したミクログリアは神経相互接合部（シナップス、図６）の結合と神経細胞の樹状突起に傷害を与えます。それによって神経相互の伝達障害をひき起こし、その神経が最終的に届く効果器官の働きを阻害します。一方、短期間のミクログリア活性化は、神経を保護する働きがあります（成長因子を分泌するため）。より最新の研究は、ミクログリアの慢性的活性化は、多くの病理学的状況の中で発生することを明らかにしました。すなわち、中枢神経系の外傷、感染症、毒性重金属、農薬汚染、神経変性疾患、自閉症、ダウン症候群、そして、過剰な予防接種です」（ブレイロック博士ＨＰより）。

ミクログリアが脳神経系に参入するプロセス

大阪大学大学院医学系研究科分子神経科学教室に所属する上野将紀さんらのグループは、「ライフサイエンス新着論文レビュー」において、ミクログリアの発達過程すなわち脳神経系に参入する過程について、詳細な研究発表を行っています。以下にそれを引用します。

「脳の発達期においてミクログリアは軸索の周囲に集まる」

「マウスにおいて、ミクログリアは生後一週間の間に脳梁、内包、大脳脚、小脳白質といった白質部分に集まり、その形態的な特徴から活性化していることが分かった」

「神経細胞の連結体の軸索の周囲に活性化したミクログリアが集まっていることもわかった」

「この特徴的な分布と活性化した形態は、生後二週目以降から成体にかけて認められなくなった。これらの観察から、脳の発達期において、ミクログリアが神経軸索に対して何らかの生理的な役割を持つのではないかと推測された」

と述べています。生後間もない時期の脳への薬剤、ワクチンの侵入の危険性を浮き彫りにする事実でもあります。


前述のように、ミクログリアは、生後二週間以降はマウスでは活性化は認められなかったと記されていますが、ヒトの場合にこれがそのまま当てはまるわけではありません。人の成長速度はマウスよりはるかに遅いわけですから、安全のための期間は相当に長くとる必要があると思います。また前述のように、この時期を過ぎても、乳幼児へのワクチン乱用に伴ってミクログリアの活性化が引き起こされることが明らかになっています。

したがって、生後二カ月から行われる乳幼児へのワクチン接種の危険性の懸念を消すことはできません。

自閉症スペクトラム障害などほとんどなかった二十～三十年前は、予防接種は二歳以降に行われていました。ミクログリアの慢性活性化を招きやすい〇歳児に十三回もの予防注射をすることの危険性を改めて問いたいと思います。

ミクログリアの異常活性化を画像で証明

二〇一二年十一月二十七日付中日新聞に、ショッキングなPET画像が掲載されました（図7）。この図は、同記事より引用作図させていただいたものです。浜松医大チームがPET（陽電子放射断層撮影）画像でミクログリアの異常活性化を証明したのです。自閉症患者のこれほどまでにリアルな脳の画像は、世界で初めてとのことです。浜松医大チームの発表によると、自閉症の人は、脳内の免疫を担う働きをしているミクログリアという細胞が過剰に働いていることが分かったとのことです。原因がよくわかっていない自閉症の一端を明らかにする成果といえます。研究対象として、十八〜三十歳の自閉症の男性二〇人と自閉症ではない男性二〇人を調べました。その結果、自閉症の人（下段）はそうでない人（上段）に比べて光る点が多く、ミクログリアが活発に働いていることが分かったというものです。

不思議なことにこれほどの重要なニュースが、報道などでその後フォローされた形跡がありません。ミクログリア細胞の行動と自閉症の関係がこれほど明瞭にされてしまうと反論のしようがない上に、本書が指摘したように、ミクログリアの慢性活性化とワクチンとの関係が公になれば、ワクチンそのものへの疑問が沸騰しかねません。

前記『ワクチンに「NO！」と言おう』に掲載されたブレイロック博士の指摘した剖検所見と

もぴったり一致する最重要証拠です。

この画像から窺えることとして、ミクログリアの慢性活性化の発生は、とりもなおさず免疫細胞自体の増加と結びつきます。脳内の細胞数が増えることを意味しますので、当然のことながら脳重量自体も重くなると考えられます。このことは、既述の自閉症患者におけるシナプスの刈込不足に伴う脳重量の増加とも相まって、変化に柔軟に対応していくことの苦手さと関係しているとみられます。

これらの所見から、脳内ミクログリアは均一な状態ではなく、相当な偏りをもって広がっていること、さらに時間とともにそれがある程度変化すると考えるのが自然です。この偏りの違いが、自閉症スペクトラム障害を含む発達障害の様々な症状となって現れます。すなわち、脳における慢性活性化の広がりの範囲、程度により発達障害の症状も千差万別であり、これが発達障害の生み出す症状の多様性の根源に他なりません。

一般的には、ワクチン接種後の副作用事故は、次に示すように接種後急速にやってくるものから、一定の日時を置いて徐々に表れるものまで多岐にわたっています。これらの違いは、ワクチン接種の時期と種類、子どもの健康状態、体力、免疫力など幾つかの要素が関与することによって、どれが起きるかが左右されることになります。

脳の場合、ミクログリアが処理しきれない量のワクチン抗原および付随添加物の侵入が起きると、ミクログリアの活性化が一層進み、ミクログリアの慢性活性化は収まらなくなります。これにはある程度の日時がかかります。

図7　ショッキングなPET画像（健常者㊤と自閉症患者㊦の比較）

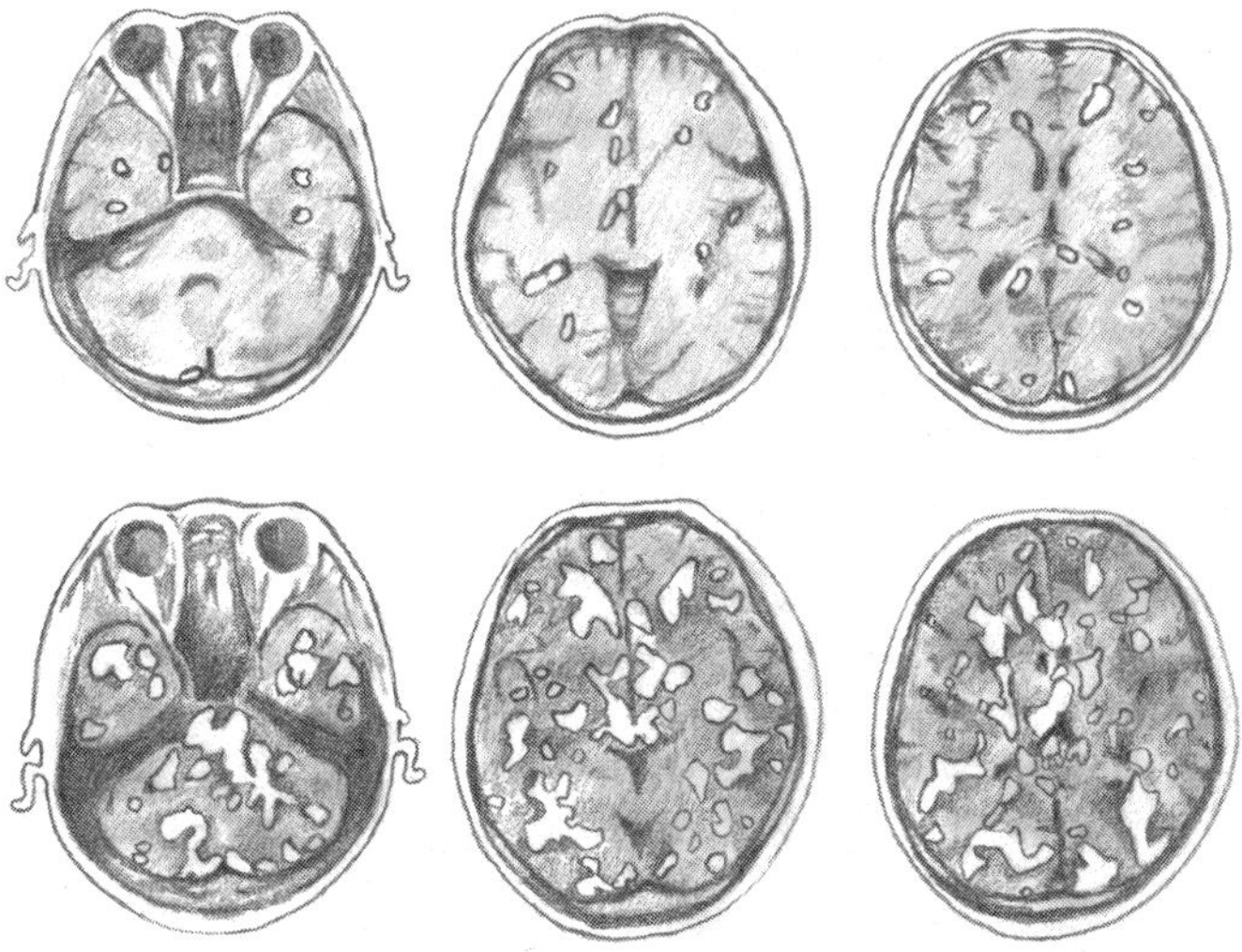

巷《ちまた》には発達障害の本が溢れています。テレビでは毎日のように発達障害関連番組が報道されています。未曾有の事態が現在進行しているというほかありません。

ちなみに、発達障害以外にも予防接種が原因の脳傷害がありますので、それらを含めた脳障害の全体像をここで俯瞰《ふかん》しておきます。

予防接種が原因となる脳への傷害は、主に脳症という言葉が使われます。発達障害もミクログリアの活性化による慢性炎症が原因であり、脳症の一つのパターンと考えるのが妥当であることがはっきりしたと思います。筆者がこれまでに提唱してきた脳症分類の概念に、新たにミクログリアの活性化型脳症を付け加えることが必要です。以下にそれら脳症の三つのタイプ分けを記述します。

乳幼児予防接種がもたらす脳への傷害の全体像

従来、脳症というと、まず高熱が出て、痙攣や異常行動、異常言動などがあげられ、最悪の場合には、重度障害、あるいは死亡することがあるとされていました。多くの場合、解熱剤の乱用が介在することが明らかになっています。ところが近年、熱が下がったのに、突然の異常行動や、呼吸不全によって死亡するケースが目立ってきました。しかもタミフルが繁用されるようになってからの事態です。この二つの型を識別しておかないと、タミフル薬害の理解はできません。今日の報道は、単に「脳症」と言って、両者をごちゃ混ぜにして、焦点をぼかし、タミフル薬害を隠蔽しているのが実状です。そこで筆者は、論理を分かり易くするために、これまで脳症を次の二つ(①、②)のパターンに区別して考えることを提案してきました。

そしてさらに、予防接種被害としては、従来全く問題視されてこなかった発達障害を、第三の脳症(③)として追加提案しましたので、この三つを以下に解説します。

① 免疫過剰型脳症＝免疫過剰はサイトカインストームによって起きる

これまで脳症というと、高熱が出て、解熱剤の多量投与によって引き起こされるパターンがほとんどでした。

これの本態は、リンパ球の過剰防衛反応とみるのが妥当です。すなわち、「過剰免疫型脳症」

と表現するのが正しいのです。解熱剤によって発熱が極度に抑えられた場合、局所のリンパ球から、「もっと発熱させよ」のサインが脳に送られ、組織破壊性サイトカインの分泌が高められ（サイトカインストーム）、脳細胞が破壊された結果です。ちなみに、ワクチンによる副作用被害もこれに該当します。ほかの感染症の感染を受けたときにワクチンを誤って打つと、その抗原に対してリンパ球が一斉に過剰反応を起こします。これによってもサイトカインストームが起き、脳細胞が破壊されます。この被害が後を絶ちません。

② 分子標的型脳症＝中枢神経抑制型脳症

『薬のチェック』誌編集長の浜六郎さんは、タミフル服用一〜二回で生じる低体温や呼吸抑制、突然死、肺水腫は脳中に移行した未変化体タミフルの中枢（脳）抑制作用によると述べています。よってこれは、「中枢神経抑制型脳症」と表現することができます。いずれにせよ、これはタミフル分子と、脳神経細胞や神経伝達物質との相互作用で起こると考えるのが自然です。従って、筆者は分子標的型脳症と呼ぶことを提唱しています。「中枢神経抑制型脳症」でも無論かまいません。

③ ミクログリア活性化型脳症＝発達障害

自閉症・発達障害が今日大きな社会問題に発展していること周知のとおりです。この疾患が、乳幼児予防接種の乱用に伴うミクログリアの慢性活性化の持続による副作用被害（健康被害）であることが様々な情報網を通して、ますますはっきりしてきたと言って差し支えありません。

本書は以後の章で、多くの視点から発達障害の予防接種原因論、すなわち、「ミクログリア活性化型脳症」を追跡していきます。最後までお読みいただくことによって、乳幼児ワクチンの乱用がいかに危険な医療行為であるかをご理解いただけると思います。

第2章

未だかつて無かった不思議な光景

身近に迫る発達障害

過去を振り返ってみて、知能は低くないのに簡単な計算ができない、授業中に勝手に教室や廊下を動き回るなどの異常行動は二十〜三十年位前まではありませんでした。しかもこうした発達障害の子どもが平均して一クラスに三人もいるというのです。

最近では、同業者、歯科の患者さん、友人のお子さん、親戚の子どもなど、身の回りの方々に自閉症・発達障害のお子さんがいるといったことを見聞きするようになりました。深刻な状況を如実に物語っています。原因を明らかにして対策を立てないと、とんでもないことになりかねません。これを裏付ける報道番組が、ＮＨＫを中心に、このところ急増しています。ちなみに、自閉症・発達障害と予防接種との関連に言及した番組は一切ありません。

小学校で目にした不思議な出来事

数年前のことです。学校歯科健診に行ったとき、小学校で初めて見た光景が忘れられません。約四十年間、筆者は学校歯科医として、小学校の歯科検診に携わってきました。あるとき、学校の教室で歯科検診をしていたのですが、高学年と思しき男子児童が入ってきて、その教室の中をあっちに行ったりこっちに来たりして動き回るのでした。室内のものに時々触って見たりしていました。そんなことをしているうちに出て行きました。糸が切れた凧が行く当てもなく漂っているかのようでした。しかも不思議に思ったのは、その教室にいた先生が何もその子に注意をしなかったことです。

そのときは発達障害などとは考えも及ばなかったのですが、ほどなくして、この児童の状態が発達障害の一つＡＤＨＤ（注意欠陥多動性障害）であることを知ったのです。

ある歯科医院にて

筆者は、ある歯科医院で自分自身の歯の治療を受けています。この歯科医院には、発達障害をもつ子どもたちが、保護者と一緒に歯科治療のためによく訪れているようです。多くの子は母親が付き添っていました。あるとき、中学生くらいの男の子でしたが、両親に付き添われて待合室で順番を待っていました。じっと座っていることができず、意味不明の言葉を発しながら不規則な動きを繰り返していました。急に動き出してしまうため、父親がそのあとを追いかけて必死に制止していましたが、うまくいきませんでした。本当に大変な事態が今起きていることを目の当たりにし、この国の将来を思うと憂鬱になりました。

自閉症スペクトラム障害の人の多くに「こだわり」という現象が見られます。これについては、この章で後ほど詳述します。

分かりやすく表現すると、「自分の関心、方法、ペースの持続を最優先したいという本能的志向」のことです。この決まったパターンが変化させられるときに、しばしば強い抵抗反応を示し、ときにはパニックを起こします。

前記歯科医院でときどき見かける小学校高学年ぐらいの男の子がいました。母親と一緒に通院していますが、待合室で治療の順番を待っている間、スマホでゲームを楽しんでいるようです。あるとき、順番が来て呼ばれたときにパニックを起こしました。恐らくゲームを中断して治療室に入らなければならなくなった際に、興味ある場面に没頭していたのだと思います。突然の行動変更に対して怒りを爆発させたのです。大声を上げるとともに、待合室の床の上で大ジャンプして、ドスンとまた床に足を強く打ちつけて抵抗しました。間もなく収まりましたが、親御さんもお子さんの行動変化には細心の注意を払っていますので、それからはそういうことはありませんでした。しかし、歯の治療も、歯科医師とスタッフがなだめすかしつつ、どうにか行われていました。

同級会で必ず話題に上るお孫さんの発達障害

六十年も前に通っていた小中学校の同級会には毎年出席しています。近年、お孫さんに発達障害の子がいるといった話題が必ず出ます。こんなことは以前には考えられなかったことです。われわれの子どもの時代には、発達障害や自閉症という言葉も現実もなかったからです。今筆者が七十五歳になって、子ども達がおよそ四十歳台くらい。孫が十～二十五歳くらいになっていることになります。ワクチン乱用世代の真只中に生まれ育ったのが孫たちです。

筆者の推測ですが、この二十五～三十年ぐらい前に始まったワクチン乱用に伴って多発するようになった子どもの精神的疾患であることを窺い知ることができます。特別支援教育、児童精神科の登場にそのことが象徴的に表れています。同級生自らが、「孫が簡単な計算ができない」、「文章が続けて読めず、一字ずつしか読めない」、「他の人が読めるように、平仮名や漢字がきちんと書けない」などと教えてくれる場合もありますが、こちらからわざわざ聞き出すようなことは失礼なのでしません。

本書はこれらの状況証拠を出発点としつつ、医学的、科学的、客観的にこの疾患の発症の謎を解き明かすために企図したものです。

佐藤荘太郎医師との出会い

宮城県の内科医師・佐藤荘太郎《しょうたろう》さんとの出会いによって、予防接種と自閉症・発達障害との関連性を知るきっかけをいただきました。佐藤さんは予防接種の副作用被害に関して、幅広く内外の情報をキャッチして、それをリポートや著作で多くの人々に伝えています。最近、ネット上に『ワクチン接種を拒否したい方へのガイド』を発表し、つぎのように述べています。

⑴　現在は感染症が激減しているにもかかわらず、ワクチンの種類が増え、一生のうち一度もかからない感染症に対してまでもワクチンを打たせようとする。ワクチン接種は生後二カ月から始まり、打つ本数が著しく増えた。

⑵　感染症の激減は、社会経済的な環境の改善、特に食物と水の改善によるもので、ワクチン（だけ＝筆者）の手柄ではない。

⑶　ワクチンの効果は不確かであり、間違いなく有害性がある。稀だが死をもたらすことも

ある。害のあるものを身体に注射することを拒否することは、基本的人権の最も重要なものである。

佐藤さんは、ワクチンの副作用事故と脳内のミクログリアの暴走が深く関係していることも指摘しています。

発達障害急増の謎

普通学級で発達障害のある子どもの割合は、文科省が二〇一二年に全国公立小中学校の通常学級に在籍する児童生徒約五万人を対象とした調査結果では、発達障害の可能性があるとされた割合は、児童生徒全体の約六・五％となっています。ASD（自閉症スペクトラム障害）が一・一パーセント、ADHD（注意欠陥多動性障害）三・一パーセント、LD（学習障害）四・五パーセント、トータルすると八・七パーセントになりますが、症状がダブっている子もいるので、全体では約六・五パーセントと推定されています（図8。三つの円の重なりを描いた図）。三〇人学級で二〜三人の計算になります。

通常学級による指導を受けている児童生徒数の変化を示すグラフが図9（ASD、ADHD、LDの増加を示す棒グラフ）です。全体的に顕著な上昇傾向が見られます。

日本では、ASD、ADHD、LDなどの発達障害者の人数調査はある程度進んでいます。乳幼児期からのワクチン乱用に伴って急増してきたことは、第1章で述べたとおりです。もちろん、予防接種との因果関係への言及はありません。

日本のように発達障害を一括し、さらに個々の疾患のデータを集めている国は、世界的に見ても少ないそうです。ＡＳＤ、ＡＤＨＤ、ＬＤ、アスペルガー症候群など、個々の診断名の特徴が相互に重なっている場合があるため、発達障害としてひとくくりにする方が、むしろ実情に合っているという考え方も必要です。

図8　発達障害の分類概念図

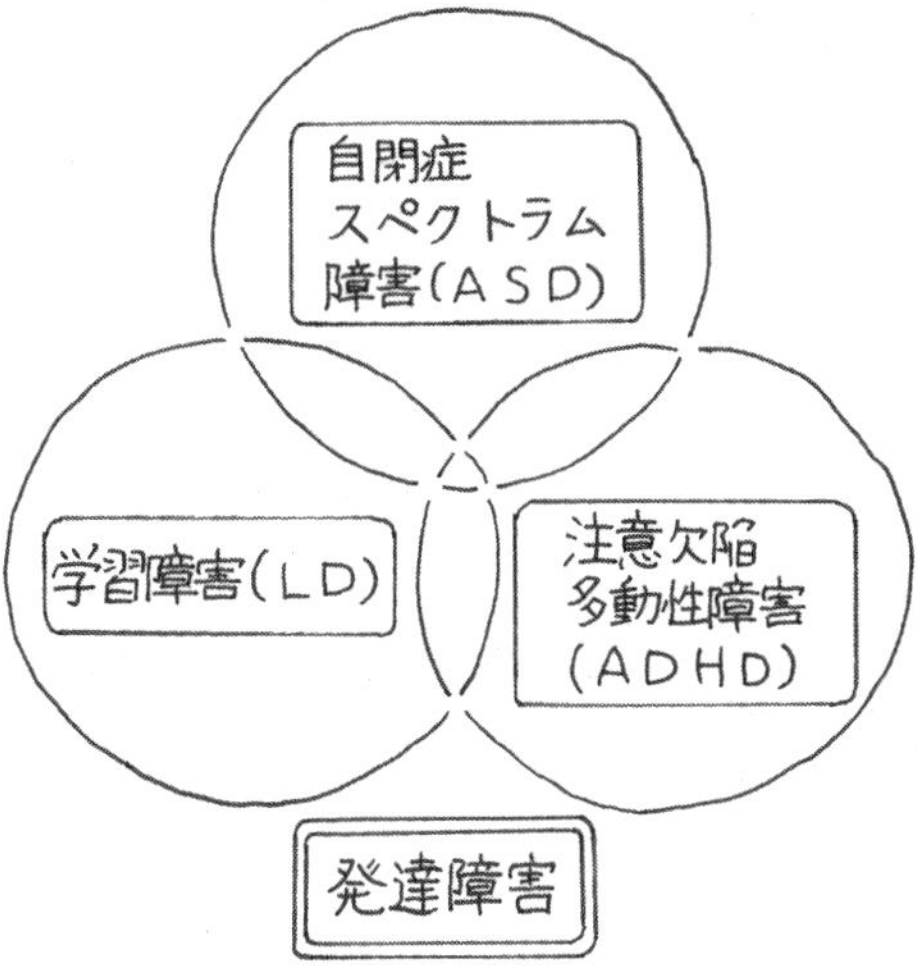

しかしこれは、通常学級に通う児童生徒を対象にしているため、知的障害のある子（特別支援学校などに通っている発達障害児）などはデータから除かれており、実際の数字はそれより無論高くなります。さらにこれは、発達障害についての知識のある教職員などが見立てたデータであり、医師の診断を受けた割合が六・五％ということではない、ということを理解しておくことも必要です。

発達障害児のおおよその数として、現在よく使われるのは、日本では一〇人に一人というのが一般的です。ちなみに、アメリカでは六人に一人と言われています。

原因解明を意識的に避ける専門家ら

行動や感情をうまくコントロールできない原因は脳の機能障害だとされています。機能障害は結果であって、これでは本末転倒ではないでしょうか。脳の機能障害の真の原因を知りたいのです。それについて専門家は一切言及しようとしません。発達障害に関わる講演や報道を見ていて気になることは、登場する小児医療の専門家の歯切れが極めて悪いことです。

最近の事例をあげます。ＮＨＫ「今日の健康」では二〇一六年一月十八日から三夜連続で発達障害が取り上げられました。一回目が「自閉症スペクトラム」が取り上げられました。二回目はＡＤＨＤ（注意欠陥多動性障害）、三回目はＬＤ（学習障害）でし

図9　通級による指導を受けている児童数の変化

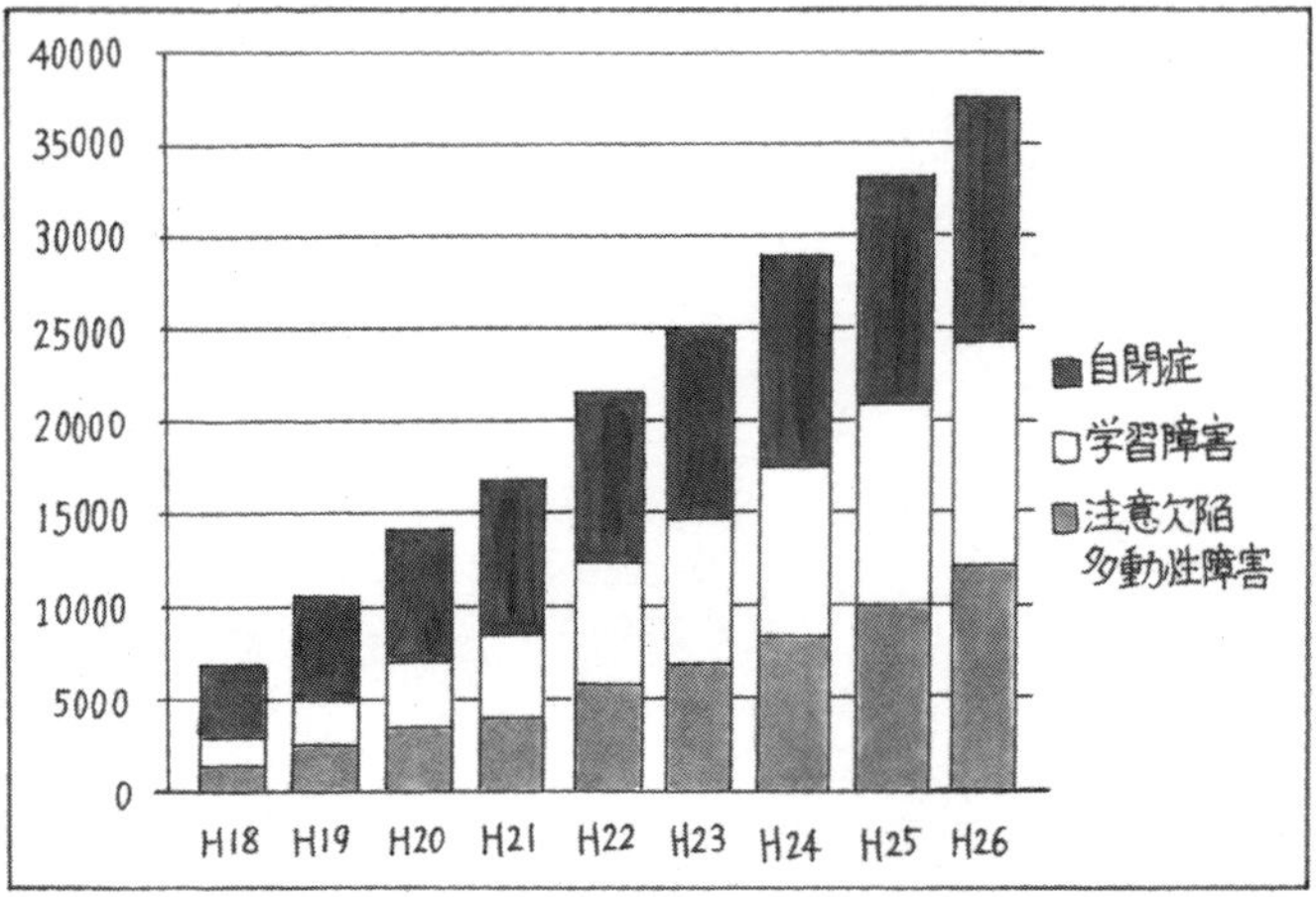

文科省調査より引用作図

た。講師は御茶ノ水女子大教授で小児科医の榊原洋一さんです。「発達障害が最近話題になることが多くなった」と前置きしましたが、なぜそうなったのかの説明も一切ありません。「『障害』という言葉を使っているから、発達障害は病気と考えがち、しかし、病気と考えるより、生まれつきの行動や思考の特性であり、むしろ、個性、性格、クセと考えた方がよい」と、まず視聴者を牽制しました。日常生活の中でうまくいかないところが多々あるので、苦手なところをサポートしてあげることが対応策だそうです。最後に、「生まれつきの障害だから本人、親や先生の責任は一切ありません」と強調していました。発達障害の激増原因には何ら応えようとしません。

発達障害は生まれつきなのか？

近年、発達障害問題は、全国的に深刻な事態に直面しています。それへの対策に右往左往しているというのが教育現場の実態と言ってよいでしょう。

学校や病院に行くと必ず自閉症・発達障害の若者に出会います。こんなことはかつてなかったことです。この道の専門家といわれるみなさんが「生まれつき」障害論を異口同音に唱え続けるならば、以前にはなぜ無かったのかの説明責任を果たさなければなりません。今日までのところ、彼らの説明には説得力が乏しく、どれをとっても牽強付会あるいは我田引水の域を出ていません。

発達障害の人は「自身の存在への違和感」「生きづらさ」を感じています。それだけでもつらいことですが、彼らは発達障害であることを自覚できないまま生活していることが多いのです。さらに、「他の人と何かが違う」ことを、「努力不足」「人間としてなっていない」などと、まわりから責められ続けていることがあります。

ちなみに、高機能自閉症と言われるアスペルガー症候群は今日の分類では、「自閉症スペクトラム障害」（ASD）に含まれています。

発達障害や子どもの引きこもりといった話題がマスコミに登場しない日は、ほとんどありません。幼児期、青少年期、成人期以降にも及んでいます。それらが世の親御さんたちの深刻な悩みごとになっています。最近の新聞の教育欄あるいは人生相談から話題を拾ってみました。二〇一六年二月二十七日付朝日新聞「教育欄」に発達障害関連の重要記事が掲載されました。

メインタイトルは、「発達障害　大学生のケア後手」です。その増加状況を示すグラフが図10（発達障害の大学生・院生の急増を示すグラフ）です。その後さらに増加し、二〇一六年五月時点で発達障害の診断書を持っている大学生・院生は四一七八人に増加しています。その後もさらに増えていると推測され、深刻な事態がこの日本で起きていることを如実に示しています。

発達障害者に対して、受験時の配慮は進んでいるが、入学後の対応は遅れがちだといいます。特に八年前の二〇倍以上に達している発達障害の大学生についての体制作りが急務となっています。実際の事例が紹介されていて、そこには信じられないようなことが記されています。

「都内の男子大学生は、愕然とした。二時間前、友人と分担してゼミの課題を始めたが、担当分が何も進んでいない。インターネットで有名人のブログを読んでいた。広汎性発達障害があり、『優先順位をつけることや空気を読むことが苦手。グループワークで迷走しないかいつも気がかり』と話す」。

「発達障害は、広汎性発達障害、注意欠陥・多動性障害などの総称で、知的障害を伴うこともある。大学では、▽教室移動や履修登録ができない、▽ノートがとれない、▽友人ができないなどの形で表れ、それを苦に通わなくなる学生も。

図10　発達障害の大学生・院生の急増を表すグラフ

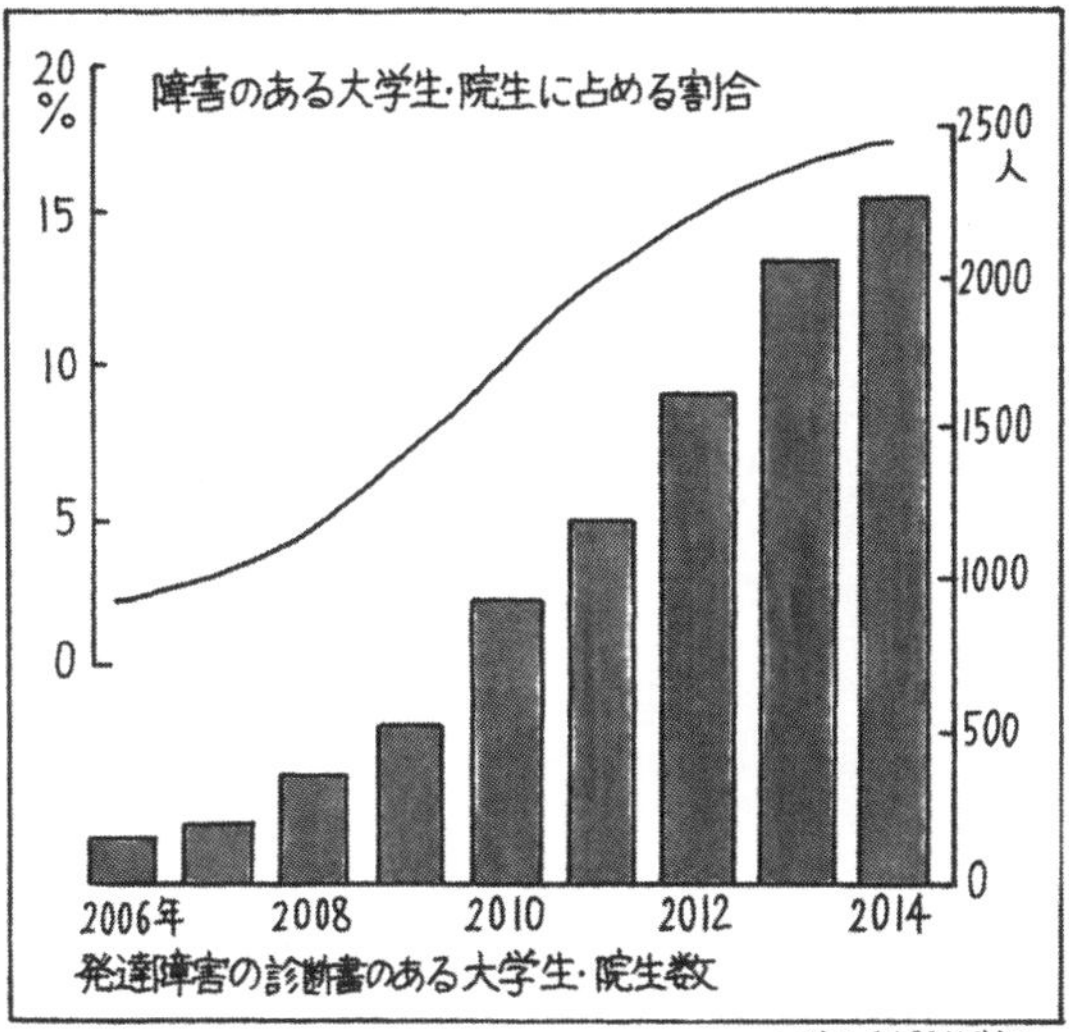

日本学生支援機構調べ
2016年2月27日付朝日新聞より引用作図

日本学生支援機構の調査（二〇一四年度）では、発達障害のある大学生・院生で卒業したのは七割未満、就職したのはその約三割です。同機構によると、発達障害をもつ大学生・院生は二〇一四年度に二千二百八十二人。学生全体の〇・一パーセント未満だが、八年前（百八人）の二十一倍だ。文部科学省は二〇一二年の推計で公立小中学生の六・五パーセントに発達障害の可能性があるとしており、『把握できているのは一部にすぎない』（大学関係者）という。二〇〇五年の発達障害者支援法施行などで障害が広く知られ、受験時の配慮も進んだ。入試の多様化も進学を後押しした。一方、大学での少人数授業などは、発達障害の学生の多くが不得意。だが、大学の対応は必ずしも十分ではない。中学のときに発達障害と診断された都内の男子大学生（二十三）は、大学の障害者支援室で、『対応しているのは身体・視覚障害者だけ』と言われた。この学生は「詳しい人のいる相談場所を増やすか、大学で対応できないなら、外部の場所を教えて』と訴える。帝京大学の三尾真琴総合教育センター長は『対応の遅れはうつや引きこもりなどの二次障害を招きかねない。支援は急務だ』と指摘する」。

「就職にも壁　支援の例も」

障害者差別解消法が二〇一六年四月に施行されました。平等に学べるよう合理的な配慮が必要で、国公立大は法的義務、私立大は努力義務です。大学では発達障害への配慮は一定程度進みました。一方、発達障害の支援には悩んでいるのが実情といいます。

「見ただけでは分かりにくいことや、スロープ設置などの設備面だけでなく、個人にあった長期支援が必要だからだ。早大では二〇〇四年ごろから発達障害の学生が増え、教員研修などを始めた。二〇一四年六月には『発達障害支援部門』を新設。昨年（二〇一五年）四月から毎日、コーディネーターが就学相談にのる。『法的に要請され、支援の必要な学生が増えている中、全学的な支援体制を整えてきた。多様性のある学生の一人としていかに支援するかが課題だ』。（中略）他大学に先駆けて二〇〇七年に支援室を立ち上げた富山大学では、二〇一〇年ごろから就活も支援する。ハローワークとの連携、企業開拓……。西村優紀美学生支援センターアクセシビリティ・コミュニケーション支援室長は『就活支援が今後の大きな課題になる』と話す。東京、神奈川の九拠点で発達障害の職業訓練をしているＫａｉｅｎに通う大学生は、三年前には十人程度でしたが今は百二十人に増えた。同じ悩みを持つ仲間と話しながら、職場を想定した事務や軽作業の訓練、企業実習などをする。就職活動をした卒業生の八割近くが就職した。鈴木慶太社長は『障害者枠での就職も選択肢に入れ、適切に支援すれば就職できる』と話す」（前掲朝日新聞）

アスペルガーの中二孫娘、暴言暴力で家族困った

二〇一七年八月二十三日付『しんぶん赤旗』の「障害児教育欄」に掲載された記事から要約させていただきます。回答者は障害児教育研究者の小林綾さんです。以下にそれを記します。

☆相談者の質問の要点は以下の内容です。「アスペルガー症候群と診断された中二の孫娘の件です。成績は優秀で障害など全く考えられなかった」、「今は家庭内での暴言や暴力が絶えなくて、家族みんなが参っています」、「下痢と不登校が続いたため、今は介助員がついて別室登校中」、「暴言は特に母親に対してひどいが、泣きわめいたり物にあたったり一時間くらい大暴れすると、落ち着き、すみませんでした、と言ったりもするという」と。

☆回答者の言葉――「特徴は、コミュニケーションが苦手で人間関係がうまくいかないこと。『自分は何者だろう』と自分探しに悪戦苦闘している時期。家族は本人の混乱に動揺せず、気

長に付き合って穏やかに暮らせるようサポートしてあげること。勉強はできるので、無理して学校に行かなくてよい。もし援助が必要な時は、発達障害の子の塾などを探すのもよい」と。

ちなみに、アスペルガー症候群は、自閉症スペクトラム障害の一つで、言語・知能は健常者とほぼ同等と見なされている疾患です。

四十代の息子の引きこもり、怒鳴り声に困った

二〇一八年九月一日付朝日新聞「悩みのるつぼ」欄に掲載された七十代女性の『息子の怒鳴り声を聞きたくない』というタイトルの相談記事です。以下に要約します。当事者の深刻な悩みが伝わってきますが、成人した発達障害者に起きている一つの症状とも見られます。

「息子は大学在学中から引きこもりとなり、ずっと無職」、「朝はこぎれいな格好で家を出て、夕方五時には帰ってきます。近所の人は彼がどこかに勤めていると思っているはずです」と。ここからが相談。「彼はきれい好きで日曜日には二階の掃除をする。掃除機の音が鳴り出すと、大きな怒鳴り声が聞こえてくる」と。「くそー」「ばばあ」「どあほ」「ボケー」など、聞くに堪えない言葉。彼女は、掃除機が鳴り出すと、体が震え出すので、最近耳栓を買って着けているが、耳栓で夫の声も聞こえず、叱られることしばしばといいます。十分くらいで掃除が終わると静かになり、昼食時にはすました顔で降りてくるという。「こんなことが続くと日曜日が怖くなります」

と。耳栓以外の良い方法があれば教えてほしいとの質問。
☆回答者の言葉――「四十代の引きこもり問題は、特殊な問題ではなく、平成二十二年の内閣府調査で、十五〜三十九歳人口の一・七九パーセント、約七十万人が広義の『ひきこもり』とのこと。四十代まで含めると、七十万世帯以上の家庭がこの悩みを抱えている、今やありがちな話」。「息子に対して、いろんな対応はすでにやりつくしていて、親御さんは疲れ果てている。以前は共働きだったのだから、息子は平日の昼間は家で羽を伸ばせたはず。それが今はそろって家にいるものだから、一人きりの時間が無くなってしまった。よって、掃除機の騒音に紛れて怒鳴るというストレス解消をしている」と。ベターな解決策として、「息子に資金援助して、アパートで独り暮らしさせるか、それが無理なら、毎週日曜日、夫婦そろって家を空ければよい。それだけで息子の叫び声はなくなると思います」と。

この男性の場合も自閉症スペクトラム障害のいくつかの特徴を兼ね備えています。

日本も発達障害「先進国」の仲間入り

前代未聞の発達障害の大発生が、アメリカで始まったことは偶然ではありません。明白な原因があるからです。すなわち、今からおおよそ三十年前に始まった乳幼児期の集団的予防接種プログラムにその原因が求められることは、数々の客観的事実が証明していることです。これが今日の発達障害「先進国」アメリカの惨状です。

アメリカ医学を信奉し続けてきた日本の予防医学も、おのずから、予防接種先進国・欧米の医学を信じ込んできたのです。日本のワクチン推進者らがしきりとワクチン「後進国」からの脱却を主張し全ての乳幼児を対象に、接種推進を遂行し続けてきた結果が、皮肉にも今日のアメリカと同じく発達障害「先進国」の道を歩むことになったのです。そして現在、日本中が発達障害の対応に追われ続けなければならない状況が生まれました。

深刻な不登校問題

二〇一九年五月三十日のNHKスペシャル　シリーズ・子どもの〝声なき声〟第二回は、「〝不登校〟四十四万人の衝撃」のタイトルでした。この日は中学で増え続ける不登校にスポットが当てられましたが、これまでには、あまり報道されることがなかった内容だと思います。

二〇一八年、教育現場で新たな課題が表面化し、関係者に衝撃を与えました。すなわち、「登校しても教室に入れない」「教室で苦痛に耐えているだけ」という〝隠れ不登校〟ともいえる中学生が推計で三三万人もいることがNHKなどの調査で明らかになったのです。それによると、現在の不登校生徒が国の調査で一一万人とされていますから、合わせて四四万人にも上る中学生が学校へ行きたくない、と考えているのが現実です。NHKが二〇一八年、中学生一万八〇〇〇人に対し、LINE上でアンケートをとった結果では、二三・七％が言わば〝隠れ不登校〟だったといいます。不登校予備軍と言い表すこともできます。

学級崩壊とは、一九九五～二〇〇〇年ころにかけてマスコミに取り上げられ、社会問題化した学校教育における荒廃現象のことで、小学校も含まれます。すなわち、子どもたちが教室内で勝手な行動をして、教師の指導に従わず、授業が成立しないなど、集団教育を行う学校の機能が成り立たない状態のことを指します。この状態が一定期間続き、担任の力だけでは問題解決ができない状態に立ち至っているケースです。

「勝手な行動」とは、私語の常習、教室の出入りを含む立ち歩き、暴力を含む教師への反抗的言動などを指します。

この学級崩壊に合わせるかのように始まったのが、不登校の増加です。

コミュニケーションの障害が原因に関与

前記ＮＨＫの放送によると、ある生徒は友人の視線が怖くて教室に入れないというのです。よって一人だけ廊下に机といすを移動して、授業やテストを受けていました。教師が時々廊下に出て来て指導を行っていました。事の起こりは級友とのコミュニケーションがうまくいかず、孤立していくことにありました。

また、授業についていけない、課題ができない、授業中眠い、流ちょうに喋れないことなどから、存在が薄いとしてからかわれ、いじめを受けるケースも生まれています。こうした負の連鎖によっても、不登校が生まれる環境が作り出されます。また不登校の生徒はその理由を聞かれても、ウーン、ウーンと首をかしげるだけで答えないそうです。自分でもその原因がつかめないで苦しんでいるのです。

発達障害の多発が不登校の温床

前述のように、不登校に至るプロセスとして、コミュニケーションの障害がまず挙げられます。とりもなおさずそれは社会性の障害と結びつくことになります。代表的な発達障害の特徴です。ある女子生徒は、人が大勢いるところはダメ。教室に入ると、めまいや吐き気がする、と訴えていました。集団行動への不安が絶えず付きまとい、学校へ足が向きません。修学旅行への参加をめぐっては、親御さんとともに葛藤する状態に置かれていました。

またある男子生徒は、数学は得意だが、文字の読み書きが苦手なため、もっと早くきちんと書けと言われても実際書けないで困っていました。読字障害、写字障害を伴う発達障害であり、それがきっかけで不登校につながっていきました。もっと早い小学校の時期から特別支援教育を受ける必要があったのだと思います。こうした事態は枚挙にいとまがありません。

これらの生徒たちは、一九九〇年代半ばから始まり今日に至る乳幼児ワクチン乱用時代に育った子供たちです。本書がここまで述べてきたように、〇歳からのワクチン乱用、発達障害の大発生、深刻な不登校問題は、負の連鎖の流れを形成したとみるのが妥当です。

原因解明より結果対応優先＝教育機会確保法の成立

この法律の正式名称は、「義務教育の段階における普通教育に相当する教育の機会の確保等に関する法律」です。二〇一七年二月に完全施行されました。

学校復帰を前提とした従来の不登校対策を転換し、不登校の子どもに学校以外での多様な学びの場を提供することを目的とした法律。不登校児童・生徒の無理な通学はかえって状況を悪化させる懸念があるため、子どもたちの「休養の必要性」を認めました。不登校の児童生徒が通いやすい民間のフリースクールや公立の教育支援センターなどを確保する施策を国と自治体の責務とし、必要な財政支援に努めるよう求めています。

発達障害本の氾濫

これを裏付けるかのように厖大な発達障害対策本が日本でも出版されました。

代表的なのが、『発達障害のある子のサポートブック』（榊原洋一・佐藤曉著、日本版ＰＲＩＭ作成委員会編、学研、二〇一四年）という本です。

ＰＲＩＭ（Pre-Referral Intervention Manual の略）とは、アメリカで発行されている親、教師等向けに作られた発達障害児に対する事前参照マニュアル本（一九九六年六月出版）のことです。これを日本語に翻訳し、それを参考にして解説した標記の本が出版されました。「子どもの学習困難や不適切行動への系統的に分類された二千八百の手立て」と同書の帯に記されています。こうした専門家の方々の書籍には、予防接種原因についての言及は一切ありません。あるのはただ一つ、自閉症・発達障害という現実だけです。

要するに、発達障害対策もその「先進国」であるアメリカから直輸入する結果に立ち至ったのです。

アメリカでは一九九〇年代半ばから発達障害が多発する状況が生まれています。その少し前の一九九〇年代初頭から　同国では集団的乳幼児予防接種が一斉に開始されています。今日まで続く発達障害の増加状態は集団的予防接種の急増とほぼ一致しているのです。次に対策事例集とはやや異なりますが、現在活躍中の代表的専門家二人の発達障害論を紹介します。「生まれつき」論では、基本的には両者とも同じです。

①『発達障害』（岩波明著、文春新書、二〇一七年）

岩波さんは発達障害「生まれつき」論の唱道者であり、それを「理論的」にサポートするスペシャリストでもあります。「生まれつき」論にこだわる理由は、次のことによると思われます。ある病気の原因が分からない時には、通常は「原因不明」と言い表します。ところが、なぜか専門家たちが発達障害問題を語るときには、「生まれつき」あるいは「生来性」という表現を使います。実のところこれには深いわけがあります。「原因不明」といってしまうと、その原因を探し続けなければならない、つまり、原因の究明責任が発生します。そこで、「生まれつき」という便利な言葉を見つけ出したのです。

岩波さんは昭和大学医学部精神医学講座の主任教授をつとめ、同大学烏山病院長を兼任しています。ＡＤＨＤ（注意欠陥多動性障害）専門外来を担当し、ＡＳＤ（自閉症スペクトラム障害）よりＡ

DHDの方が、はるかに頻度が高いといいます。独自の治療法も開発しつつ、発達障害者の社会参加への取り組みを積極的に行っています。「これらは生まれながらの疾患であり、成人になって新たに発症するわけではない。治療で改善する症状もあるが、発達障害の『症状』は『個性』と見なす部分も多い。このような『ずれ』について余裕を持って受け入れることのできる寛容さ、許容度の大きさを、これからの社会に求めていきたい」、などと真相究明を意識的に避ける姿勢が窺われます。

さらに、最近になって発達障害がクローズアップされる機会がとりわけ増えている原因を、まず社会の変化に求めています。すなわち、「一九九〇年代後半から、企業経営の厳しさが増す中で、従業員に対する要求が過大になってきた。職場においては、発達障害のある従業員の指示の取り違えや、スケジュールが守れないなどの『ずれ』も、重大な瑕疵《かし》として認識されるようになった。さらに現在の社会では、学校でも職場でも、コンプライアンス（規則の順守）が重視され、型にはまらない行動をとるものは排除される傾向が強くなっている」と。しかしこれは事実とは逆です。社会全体としては、障害児や体の不自由な人々、あるいは妊産婦、子育て夫婦などに対するケア体制が進んでいるのです。

「生まれつき」障害論を唱え続けるためには、国民に責任を押し付ける必要性が生まれるのです。

② **『発達障害の子どもたち』（杉山登志郎、講談社現代新書、二〇〇七年）**

杉山さんは現在、浜松医科大学児童青年期精神医学講座特任教授を務めていて、子どもの心療科に造詣が深い研究者です。多動児問題・アスペルガー症候群と少年犯罪との関係に衝撃を受けたことが詳しくつづられています。例えば、多動児であふれる教室の現状を、こう述べています。

「今日の日本で小学校に実際に出かけて低学年の教室を覗くと、三十〜四十人のクラスの中で、授業中にうろうろと立ち歩いたり、前後の生徒にちょっかいをかけたりを繰り返す『多動児』が四〜五人ぐらい存在するのが普通である。いま日本の学校は地域を問わず多動児であふれている！　嘘だと思う方は、ぜひ、地元の学校の見学をお勧めする。そうすれば学校で教師がどれだけ大変な仕事をしているのかもすぐ理解できるであろう」。そして、こうしたADHDの症状を呈するすべてが不適応をきたすわけではないとも述べています。

同書では高機能自閉症に分類されるアスペルガー症候群に関して特に詳しく記述しています。この疾患がわが国で知られるようになったのは、その診断を下された青年による殺人事件（豊川事件）が契機だったといいます。当初杉山さんは、これは偶然の出来事であり、アスペルガー症候群が犯罪に結びつくわけではないと主張していました。ところがその後も同様の事件が続いたため、この疾患への見直しを迫られました。

すなわち、二〇〇一年にはレッサーパンダの特異な帽子をかぶった青年による女子大生の通り魔殺人事件（第6章で詳述）、二〇〇三年には長崎市における少年による幼児殺人事件、二〇〇四年の佐世保の同級生女児殺人事件、同年に、石狩市ではいじめの加害者に仕返しを思いつき、たまたま玄関に出たその母親を殺してしまったという主婦殺人事件と続きました。さらに二〇〇五年の寝屋川市の中学教師殺人事件（第6章で詳述）でも加害少年が高機能広汎性発達障害という鑑定結果が報道されました。その後、母親にタリウムを飲ませて殺害しようとした伊豆の国市の少女の事件、塾の教師が教え子を殺してしまったという事件、父親の叱責が恐ろしくて自宅に放火し、家族を殺してしまった奈良の事件といった具合に、次々に起きたのです。

こうした事実から杉山さんはショックと驚きを隠せなかったようです。「近年社会問題となった重大犯罪が、数多くアスペルガー症候群およびその類縁の発達障害と診断を受けた少年により引き起こされていること」が明らかになったからです。

少年による重大犯罪は、他原因でも多く発生していますが、一連の事件においてこれら発達障害が突出していることが不可解であり、社会的に大きな波紋を呼び起こしていることに杉山さんは危機感を抱いたのです。

ちなみに、杉山さんの発達障害の原因論に言及しておきます。

その概略を記すと以下のような内容になります。子どもの発達は、子どもが本来持っている能力に対して、周囲からの働きかけ（環境要因）が行われることによって形成されるとしています。言い換えると、発達とは子どもが保持する遺伝子（生物学的素因）と環境要因の双方が関与して成し遂げられるものというのが、杉山さんの基本的な見解です。そして肝心な発達障害の原因としては、生物学的素因の方が環境要因よりも圧倒的に大きいという考え方です。そして発達障害に対して、これまでの研究と実践の積み重ねに基づいて、個別の配慮をすることで、より良い発達が期待できることを同書に記しています。結論として、杉山説は発達障害生まれつき論の範疇に属するものです。

発達障害に含まれる個々の疾患名と術語の解説

発達障害の全体像について、模式的に示した三つの輪の分類図（前出の図8）を参考にして以下に詳しく解説をします。

相互の輪が合わさっていることからもわかるとおり、三疾患を一筋縄で区分けすることはできません。なぜならば、大脳の表面部分を覆っているのが大脳皮質であり、その表面部分は、人間の高次機能を果たすために、部分ごとにそれぞれ違った役割を担っているからです（第1章の図1、2参照）。大脳皮質に何らかの異常が発生したために引き起こされるのが発達障害であり、大脳のどの部分が冒されているかによって千差万別の症状が発現します。

ここで、この疾患を具体的に理解するために必要な術語の説明をしておきます。

自閉症スペクトラム障害（ASD）とその国際的理解

自閉症スペクトラム障害（ASD）は、発達障害に包括される三つのタイプの一つですが、その中でも最も大きな割合を占める疾患といってよいと思います。スペクトラムという名称に表されているように、その症状の現れ方が実にさまざまであることを物語っています。

そこでさらに具体的な特徴について説明を加えていきます。従来、自閉症と一般的に言われてきたことといえば、幼いころから言語に遅れが出て、こだわり行動が強く現れ、自分の中に閉じこもったように見える症状を持つ人たち、と捉えられてきました。しかし、この考え方の誤りが次第に分かってきました。まず今日定着しつつある自閉症スペクトラム障害の捉え方を簡潔にまとめてみます。

まず、ジャーナリストでテレビプロジューサーの田淵俊彦さんの著書『発達障害と少年犯罪』（新潮新書、二〇一八年）より『自閉症スペクトラム障害』の最近の見解を紹介します。

　これまで、知的障害をもつ人（IQが七十～七十五以下）が自閉症の七〇～八〇％を占めているとされてきましたが、近年、知的障害を伴わない自閉症スペクトラム障害、いわゆる高機能自閉症の割合が増えていることが、医療及び教育関係者の間から指摘されるようになってきました。

同書には、発達障害を持つ者に対する援助等を定めた法律「発達障害者支援法」（二〇〇五年四月施行）と精神障害に関するその後の国際的な診断基準との食い違いが指摘されています。そこで本書では、ジャーナリストであり、かつ法律学者でもある田淵俊彦さんの発達障害に関する見解をここに引用させていただきこれからの参考とさせていただきます。

同書によると、「精神障害に関する国際的な診断基準とされているのは、アメリカ精神医学会（APA）が発行している『精神障害の診断と統計マニュアル（DSM）』である。これはDSM－1の出版以降、発達障害などに関する新たな知見や研究結果を参考にして改定が繰り返されており、現在は二〇一三年に出版されたDMS―5が最新である。DSM―4からDSM―5への改定時に発達障害に関して幾つかの変更がなされた。DSM―4では、先天的な脳の障害によって広範な領域に生じる発達上の障害を「広汎性発達障害（PDD）という概念で表現していた。しかし、DSM―5では、広汎性発達障害という概念が廃止され、自閉症スペクトラム障害という診断名が採用された。自閉症スペクトラム障害は、『連続体』を意味する『スペクトラム』という言葉を使用することで、その症状には多様性があり、連続体として重なり合っているという考え方を表しています」。

従って、DSM―5によれば発達障害者支援法でいうアスペルガー症候群は、自閉症スペクトラム障害に含まれることになります。同書もこの国際基準に従い、これまで「アスペルガー症候群」と呼ばれていたものを「自閉症スペクトラム障害」で統一し、発達障害を大きく分類し、考察しています。

自閉症スペクトラム障害の特徴

今日、一般的に言われている、自閉症スペクトラム障害に特徴的に見られる所見の点を以下に記します。

1　社会性の障害

・人より物に興味があるのが特徴＝こだわりにつながる＝変化を嫌う傾向が強い

・相手の気持ちや状況を考えない言動が多い
・一方的、マイペース＝閉鎖的、自己中心的
・ほかの子と協調できない
・その場の空気が読めない
・年相応の常識が分かっていない

2　コミュニケーションの障害
・言葉の遅れがまず挙げられる
・独り言が多くオウム返しの言葉も目立つ
・曖昧な表現を理解するのが苦手
・難しい言葉やその場のそぐわない丁寧語を使う
・独断的で分かりずらい話し方をする
・言外の意味を理解できない
・間違った言葉の使い方が多い
・自分がしゃべったことの意味をよく理解していない
・要するに、コミュニケーションというキャッチボールがうまくできない

3　想像力（イマジネーション）の障害＝こだわり
・興味の偏りが顕著
・「ふり遊び」や「ごっこ遊び」の出現が遅い…例えばコップに水を汲んでゴックンと飲む

真似をするなど

・パターン行動が目立ち、応用や融通が苦手
・目に見えないことに興味を示さない
・ファンタジー（空想・幻想）への没頭がしばしば見られる
・常同行動の繰り返しが目立つ
・コレクションに熱中しやすい（電車や飛行機のミニチュアから特殊な情報収集まで）

以上の三つを合わせて一般的には「三つ組の障害」と呼んでいます。

想像力の欠如は「イマジネーションの障害」とも表現できます。これと「こだわり」がなぜ結びつくのか、以下のような心理的背景があると言われています。

イマジネーションの障害があると、次に起こることを想像することが難しく（近い未来に起こることの予想が立ちにくいという特徴）、自分なりに見通しを持つことができないため、同じパターンを繰り返し行うことで安心感が得られやすいからだと考えられています。

よく見られるのは「物への執着」です。他人が見ると、「なぜそんなことに？」と思うものへのこだわりや、「過剰なまでの行動への執着心」などがみられます。同じような行動を幾度となく繰り返す常同行動と呼ばれる現象も「こだわり」の一つのパターンです。

発達障害の一つ・自閉症スペクトラム障害（ＡＳＤ）の問題を語るときに留意しなければならないのが、この不思議な行動パターンです。

「三つ組みの障害」のほかに、自閉症スペクトラム障害によく見られることとして、次の三つを挙げることができます。

１　運動・行動機能の障害
視線が合いにくく、表情が乏しい
予想していないことが起きると何も考えられなくなり、パニックを起こす
自分なりのやり方やルールにこだわる
細部にとらわれてしまい、最後まで物事を遂行することができない
幼小児期には、要求を表すのに、他人の手を対象物へ持っていく「クレーン現象」が見られる
おもちゃを並べる、タイヤや扇風機など回転するものが好き、一人遊びが好きなどです。
不器用である…動作がぎこちない、字を書くのが下手（ミミズが這ったような字を書く）などです。

２　感覚障害
特定の感覚に過敏…後述のＨＳＣ（ハイリーセンシティブチャイルド）と共通点あります。

痛みに鈍感…ＨＳＣとは反対の症状です。痛みに全く無頓着のケースもあります。これは自傷につながるため大変危険なことです。脳の痛覚領域にミクログリアの慢性活性化が起きていることが考えられます。

３　知的機能のアンバランス

計算力や記憶力などの能力が突出している反面、著しく劣っている学習能力がある。自己の興味のあることだけに没頭し、著しい興味を示すことと関係しています。

作家・東田直樹の自閉症スペクトラム障害

ここで自閉症スペクトラム障害を持つ作家・東田直樹さんは『自閉症の僕の七転び八起き』（KADOKAWA、二〇一五年）を上梓しています。大変興味を引かれた部分を、以下に要点のみ記します。

人類が生み出したもの

東田直樹さんを知らない人はあまりいないのではないでしょうか。自閉症を抱えながら、作家として世界的な知名度を誇っています。同書の冒頭に出てくる見出し「どこから来たのだろう」というフレーズが非常に印象的であり、自閉症の核心に迫っていると思います。

「自閉症という障害は、どこから来たのだろうと考えることがあります。もしかして自閉症は、人類が生み出したものではないでしょうか。何かのバランスがくずれているために、僕たちのような人間が必要だから、生まれてきたような気がしてならないのです」。

人類が生み出したものとは、第1章で詳述したように、乳幼児予防接種の乱用ということに尽きます。原子力も同じですが、人類の英知が生み出したものが、計らずも人類の生存に脅威を与えるようになったといえるでしょう。

失敗は失敗のもと⁉

「失敗は成功のもと」という諺がありますが、普通の人は、失敗することによって学習できますが、自閉症の子は「失敗が失敗のもと」になってしまうというのです。間違いもその子にとっては、一回の経験になってしまいそれを繰り返す特性があるのです。何回やっても正解にたどり着けず、失敗体験を繰り返すといわれています。成功体験を積み重ねることでしか、正解にたどり着くことができないといわれています。

やめられないこだわり

自閉症の人の多くは、こだわりをやめられなくて苦しんでいるといいます。こだわりの奴隷になって苦しんでいるのです。急な変更ができない、つまり、同じことをやっていないとパニックになってしまうことがあるのです。これをやめるには時間をかけるしかありません。

夢

東田直樹さんは、昔、自分が普通の子どもになった夢を、よく見ていたそうです。みんなと同じように楽しそうにおしゃべりしているもう一人の僕が存在している感じです。やがて目が覚め夢であることを理解した瞬間、目から大粒の涙が流れ落ちていたといいます。夢は時に残酷です。現実世界では決して実現できないことも夢の中では簡単に叶うからです。

不思議なのは、夢の中の自分をうらやましく思いながらも、今の自分に戻れてどこかほっとしている気持ちがあるといいます。心の中で障害者でない自分に憧れたのかもしれません。それは映画の主人公に憧れる幼い子供と同じだと、述べています。また自閉症でよかったこともたくさんあると、書いています。

文字盤ポインティング

重度の自閉症者である東田さんが、内面を表出するために行った方法が、筆談、指筆談、それと文字盤ポインティングです。文字盤ポインティングとは、画用紙に書かれたパソコンのキーボードと同じ配列のアルファベットをローマ字打ちで、一文字ずつ指す方法です。今では指すと同時に、自分でその文字を読むこともできるようになったそうです。

これまで重度の自閉症者は、自分の思いを伝えられないと言われてきました。そのため、東田さんが文字盤やパソコンで思いを表現している様子を見て、多くの人が驚かれたといいます。

アスペルガー症候群：現在の分類では自閉症スペクトラム障害に含まれている

ここで、高機能自閉症とも言われているアスペルガー症候群について言及しておきます。既述のように、この疾患は、ＤＳＭ―５分類では自閉症スペクトラム障害（ＡＳＤ）に含まれることになりました。知的障害が少ないので、高機能自閉症とも呼ばれています。自閉症の中でも言語の使用に問題がなく、平均的かそれ以上の知能を持つ人たちの呼称です。

しかし、池上英子著『ハイパーワールド』（NTT出版、二〇一七年）では次のような見解を述べています。「自閉症の中でも言語の使用に問題がなく、平均的かそれ以上の知能を持つタイプの人を『アスペルガー』と呼ぶのが一般的だ。ところが米国の最新の診断基準DSM―5では『アスペルガー』というカテゴリーを使わなくなり、すべてを高機能自閉症に含めることになった。しかしそれ以前にアスペルガーと診断されている人も多く、『アスピー（Aspie）』が自分の個性の一部だと強く自覚している人も多いため、本書では、アスペルガーという言葉も使うことにする」との注釈を付け加えています。

これは当然のことと言えます。アメリカの基準・DSMで発達障害を一括してしまうと、これまであった個々の疾患名が見えづらくなるのです。アメリカ基準で全てを語ることの誤りをここで指摘しておきます。アスペルガー症候群名の報道や著作は数多く世に出回っています。

本書では高機能自閉症名も使いますが、アスペルガー症候群を公の場で使っている人には、そのままの呼称を用います。

ADHD（attention dificit and hyperactivity disorder）

注意欠陥多動性障害と訳されています。わが国では、一九九〇年代まではほとんど注目されることはありませんでした。この頃はADHDの存在そのものを疑問視する声もあるほどだったといわれています。ところが一九九〇年代にアメリカでADHDがにわかに注目されるようになり、それが日本にも影響を及ぼす結果となりました。アメリカにおいて、その数年前から乳幼児への集団的予防接種が大々的に開始された時期に相当します。

わが国ではそれより少し遅れて、九〇年代後半より、新聞をはじめとするマスメディアがADHDのことを広く報道するようになり、その認知度が急速に高まりました。その結果、ADHDの診断数も大幅に増えたと考えられます。具体例を以下に記します。

『うちの子はADHD』（かなしろにゃんこ著）

漫画家・かなしろにゃんこさんのこの著書は、講談社から二〇一八年に出版されました。この疾患の特徴が記されていますので、これらを参考にさせていただいてADHDの要点を記述します。にゃんこさんのお子さんは、小学四年生の時に児童精神科でADHDと診断されました。日常生活の様子について漫画を交えて分かり易く書いています。ADHDの息子さんを抱えてこれまで多くの難題を乗り越えてきました。大変な苦労を重ねつつも、それをユーモラスに描きつつ、発達障害のお子さんを持つ保護者や国民の皆さんに向け、情報を発信し続けています。ただし、断っておきますが、ADHDを持つ子どもが皆こういうことをするのではありません。千差万別と思った方がよいと思います。

① 授業中じっとしていられない

今、小学校のどこの学級にも、ADHDの子が二人くらいの割合でいるそうです。息子さんも周囲から変な子といわれることが時々あったそうです。どんな風に変なのかを、あたたかい目で読んでいただきたいと、述べています。例えば、廊下で横になっていることがあるのは、教室はうるさくてつらく、廊下の方が落ち着くからです。

横になって静かなところで楽しいことを考える。「帰ったら車のゲームやろう」などです。教室から「分母が同じようになるように～」と先生の声が聞こえてくると、ピクッと反応する。好きな算数の時など、ここは大事というときは、のそり、机に戻ることもあります。

②　心はいつも別のところにある

起きている時間は、自分がワクワクすることだけにエネルギーを使いたい。自転車の危険運転を注意されても、怒られたくなくて、「聞いています」ポーズはするけれど、頭の中は別の楽しいことを考えている。

無くしものが多く、学用品の買い替えが頻繁。忘れ物が絶えない。宿題の持ち帰りも多い。茶碗をひっくり返すなど粗相も絶えない。学校の先生もほかの子ども以上に声をかけてくれて、周りでもフォローしてくれる。

「育ててみて苦しくなかったか？」と聞かれた時、「いつでも奇異の目で見られて恥ずかしいし、学校の先生にはペコペコ謝ることの連続で、親子で『消えてしまいたーい』と思ったことは何度もあります」と答えます。息子を眺めていると、どうもこの子は細かいことを気にして生きる人間社会には向いていないな、と思うことしばしばとのこと。

③　常識の意味が分からない

日常の動作がガサツです。ドアの開け閉めもバタン、バタンの連続。一つ一つのアクションが大きい。静かにおとなしく動くことができない。「静か」の意味が分からず、分からせるのに苦労したとのことです。

気性の荒い子の場合、「やってはいけない！」と止めると、全エネルギーをぶつけて反抗してくるそうです。

日常生活において、世間とのずれがあります。「夜は静かにしようね」といっても興奮すると近所に響き渡るような大声で話したり、真夜中に部屋の模様替えをしようとすることもあるそうです。

④　思いつくと、すぐ実行する

多動性のため、いつでもウロウロしているイメージがある。かなしろさんは、息子を観察していて「夢中になることを探すために動き回っているんだな！」と思ったといいます。楽しいことやいいアイデアが浮かぶと衝動的に実行に移します。家具などに頻繁に体をぶつけたり、階段から落ちてけがをしたり、心配事が絶えないのも実情。

迷ったりしないで設計図が頭の中に出来上がっているかのように、目標に向かって行動します。注意欠如の特性から、うっかりミスの連発で失敗が多い。しかし細かいことを気にせず失敗を恐れず再チャレンジする強い心を持っている。

発達障害の子は、子ども時代に周囲から怒られることが多くなります。特性がうまく働いて成功する人もいます。発達障害があるからダメな人生になるのか、など心配せず、また人の目を気にし過ぎずに、息子のいいところを応援していきたい、と結んでいます。

学習障害（LD＝Learning Disability）

学習障害は、読み、書き、算数のいずれかが、小学校低学年においては一学年以上、高学年以上では二学年以上の遅れを認めた時に疑うのが通例です。

読字障害——字が続けて読めないなどの症状があります。音読が「つっかえる」のが特徴です。国語の教科書がすらすら読めないなどの障害です。二〇一八年七月二十四日付東京新聞には、長野市の大谷梨華さん（十六）が紹介されていました。「自分は人と違う」。小学一年生の時に、そう意識したそうです。国語の教科書がスラスラ読めない。クラスのみんなは、つっかえずに読めるので、音読の順番が来ると困っていました。単語としてのまとまりが分からず、一字一字読んでしまうので、文章の意味もつかめない。他にもいくつかの困難がありました。そんな時に出会ったのが、デジタル教科書でした。ソフトを入れたタブレット端末などで利用できました。こうして音声で読み上げることができるようになったのです。

写字障害——ひらがなや漢字がうまく書けない、などの症状があります。

最近では、読み、書き障害の二つを合わせて、**発達性ディスレクシア**（発達性読み書き障害）と呼ぶことが多くなっています。

算数障害——自閉症スペクトラム障害は脳のどこの部分でも侵される可能性があるわけですから、発達性ディスレクシアの場合でも、人間の大脳皮質の数字を支配する部分でミクログリアの慢性活性化が起きれば当然ながら、算数能力にダメージが起きます。

『自閉症スペクトラム障害』(平岩幹男著)には以下のことが記されています。

算数障害は数の概念の障害。例として、次のことがあげられています。

△指で数えられる3+5=8はすぐわかるが、8+3=11になると難しくなるといいます。足し算ができるようになっても、引き算への切り替えがまた難しくなるというのです。11−4=7になると、足し算から引き算への切り替えがうまくできなくなるのも算数障害の特徴とのことです。

発達障害と知的障害の歴史的背景

発達障害は大枠として、自閉症スペクトラム障害、ADHD、LDが挙げられますが、それぞれ単独で生じる場合とそれらが複雑に絡み合って発症している場合があることはすでに述べたとおりです。さらにこれらと併存しやすい障害として「知的障害」、あるいは「精神遅滞」と呼ばれる症状があります。幼小児期から知能指数(IQ)に全般的な遅れが見られ、その後も知能が低い状態が続きます。成人に達しても知的水準の向上が見られず、日常生活にも支障が生まれます。こうした状態を知的障害と診断しています。

一九八〇年代前半までは発達障害の細かい分類は確立しておらず、自閉症と診断された人たちの多くが知的障害を伴っていると考えられていました。しかしその後、発達障害が急増する中で、IQが低くない発達障害の一群の人たちが相当数いることが明らかになってきました。さらに精神医学の進歩とともに、自閉症スペクトラム障害として自閉症を広く捉える考え方が広がると、知的障害をもたない人の方が、むしろ多いのではないかとの見方さえ出てきたのです。

ここで、これまで取り上げていない主な発達障害に関する専門的用語の説明をします。

折れ線現象

つい最近、発達障害のお孫さんを持つ女性の方から、発育途中から著しい発音障害に陥った方のケースを伺う機会がありました。途中までは普通に発音ができていたのに、途中から話せなくなったのです。

プライバシーをしっかり守ることを前提に、一人の男子生徒の事例を簡単に記述させていただきます。今は特別支援学校の中学に通っています。生後順調に育っていて言葉も徐々に覚え、一歳を過ぎるとＣＤから流れてくる歌を自然と覚え、歌うようになったそうです。二歳ぐらいからははっきりと歌えるようになり、「おしりかじり虫」、「里の秋」などを上手に歌えるようになりました。ところが二歳過ぎ頃から、急に歌えなくなり、言葉の発声も「パパ、ママ」などごく一部の言葉以外はほとんどできなくなって現在に至っています。ネット上にはこのような事例が多数掲載されています。
○歳からの予防接種はきちんと受けてきたそうです。八方手を尽くして、発達障害支援施設を訪ね歩きましたが、言語の回復は全く見られませんでした。親御さんは、お子さんの過去の乳幼児期の育て方や、病院での治療などを思い返してみましたが、原因を特定することはできず今日に至っています。言葉の問題以外には大きな障害はないそうです。

これは「折れ線現象」あるいは「折れ線型自閉症」と呼ばれており、この現象が見られた場合、自閉症スペクトラム障害の可能性が高いと言われています。幼児自閉症の三〇〜五〇％に出現すると言われています。しかし、いったん折れ線現象が出ても数カ月から一〜二年くらいで再び発語が出現することもあります。

折れ線現象とはその名のとおり、言葉が出たのにその後消失したり、再び発語したりを繰り返すことに基づいて付けられた名称です。こんなことを二十〜三十年前ほど前までに想像できたでしょうか？　乳幼児期に脳神経系へ何らかのダメージを与える因子が存在したと考えざるを得ません。前述のお子さんの例からもわかるとおり、「生まれつき」でゴマかせる問題ではないのです。生後二カ月から始まる乳幼児ワクチンの乱用が関与している可能性を否定することはできないはずです。

反響原語（エコラリア）

発語が見られても自閉症スペクトラム障害の子どもの言葉は、必ずしも他者に向けて発しているとは言えないのが特徴です。この子たちの乳児期から幼児期前半にかけての発語の大半は他者にメッセージを伝える意思を持っていません。エコラリアとはギリシャ語で「繰り返し話す」という意味で、自閉症スペクトラム障害の子供に典型的に見られる発語症状です。

反響原語には次の二種類があります。例えば自閉症児の子が、母親から「晩ご飯何食べたい？」と訊かれたときに、「晩ご飯何食べたい？」とオウム返しに答える場合を「即時エコラリア」といいます。これに対して、テレビＣＭの気に入ったフレーズや親からの叱責の言葉などを、時間がたってから状況にかかわらず繰り返すことを「遅延エコラリア」と呼んでいます。

社会的参照

これは乳幼児が問題解決の場面や行動を選択する場面において、自分だけでは意思決定や動作の選択がしにくい時に、周りの人の表情や態度、反応を見て次の行動を決定する状況を言います。例えば、乳幼児が何らかの行動中に頻繁に親の表情を窺うことです。親が穏やかな表情でいると、子どもは安心してその行動を続けます。親が心配そうな表情や険しい表情をすると、子どもは心配になってその行動をやめ、親の元に戻ってくるのです。自閉症スペクトラム障害の子どもはこういう動作がうまくできません。

共同注意

「合同注意」と呼ぶ専門家もいます。これは子どもがほかの人と同じように、周りの物や人に対して注意を向けている状態のことです。子どもの発達状態を知るためのバロメーターの一つです。例えば、大人の場合に当てはめると、二人で話しているときに、一人が相手の後方に視線を向けると、相手も振り返ってそちらの方向を見て確認しようとすることなどと共通しています。

乳幼児期の子どもの場合、自分に興味のあるものを相手に見てもらいたくて指をさし示したり、その物をもって行って相手に見せるといった行動です。自閉症スペクトラム障害の子どもはこうしたことも苦手です。すなわち、「社会的参照」や「共同注意」の出現が遅いことが知られています。

新たな子供の精神疾患・HSC（ハイリー・センシティブ・チャイルド）の出現

二〇一八年十一月十四日付毎日新聞に、HSCという新たな子供の精神疾患の記事が「周囲の刺激に敏感『HSC』」との見出しで紹介されていました。アメリカの心理学者、エレイン・アーロンさんが提唱した概念で、二〇〇〇年に同氏の著書が日本で翻訳出版されました。同記事の要点を以下に引用させていただきます。ちなみに、この疾患で大人になった人のことをHSP（ハイリー・センシティブ・パーソン）と呼ぶそうです。

記事の説明内容を、ひと言でいうと「生まれつき周囲の刺激や他人の気持ちにとても敏感な子供のこと」と表現できます。具体的には、「息子が幼稚園への登園を嫌がり、毎朝泣き叫ぶ」「娘がとても敏感で、外出先で大きな音にびっくりするとずっとビクビクしている」などです。沖縄県の心理カウンセラー斎藤暁子さんのもとにはこのような相談が相次いでいるそうです。とりわけ多いのが不登校の相談で、「先生が怒っていると自分が怒られているような気持になるから行きたくない」「たくさんの人が集まる体育館に移動するのが苦手」などの原因があげられています。

ところが、静かで落ち着いた自宅でやりたいことを自由にさせると、見違えるように生き生きしたといいます。今では一人で展開図を描いて車を作ったり、習い事をしたり、毎日楽しく過ごしているそうです。母親は「集団に無理に適応させることはこの子の幸せに結びつかないと悟ったら楽になれたとのことです。

最後に発達障害との類似性が指摘されています。たとえば、すぐに驚く、チクチクする布地の服を嫌がる、興奮した経験の後なかなか寝付けない、細かいことに気付く、うるさい場所を嫌がる、などが挙げられています。

発達障害が生み出す深刻な二次被害

発達障害者の社会性・コミュニケーション障害が二次障害を生み出す

発達障害をもつ人は、周りの人の心（空気）が読めない、対人関係が苦手などの特徴を持っています。そのため、社会生活において様々な場面での柔軟な対応ができない。すなわち、家庭、学校や会社において、意思の疎通がうまくいきません。

そのストレスをうまく解消できないでいると、いろんな問題が発生してきます。例えば学校で先生から叱責されると不登校につながることがあります。また、周りを無視した過度の自己主張を繰り返すと、いじめを受けることにつながります。これも不登校となったり、神経系の働きにも影響を及ぼし、チック症状や抑うつ状態が起こることもあります。

会社などの職場でも同じ失敗を繰り返したり、仕事をスムーズにこなせないでいて上司から度々注意されると、そのストレスがたまって、うつや自律神経失調症といった精神的疾患に陥る危険性が高まります。

児童精神科の隆盛

これらのことが重なっていくと、おのずと二次障害への道、すなわち、精神科医療への道を歩まざるを得なくなります。それはイコール精神疾患として薬漬け医療の道につながるケースもむろん生まれます。児童精神科という馴染みのなかった診療科が、このところ俄かにクローズアップされてきました。

ルポライターの嶋田和子さんの著書『発達障害の薬物療法を考える』（彩流社）には、発達障害の子どもたちの深刻な現実が描かれています。嶋田さんは同書の「発達障害は本当に増えているのか?」の見出し個所で発達障害急増の原因を推理しています。

「発達障害急増についてはいくつかの原因が取りざたされている。これまで発達障害は、生物学的基盤によって引き起こされる中枢神経の機能的発達の障害とされ、遺伝的要因が大きいとされてきた。しかし、この三十年ほどの発達障害の増加率は、遺伝要因だけでは説明がつかないものだ。わずか三十年という期間で人間の遺伝子がこれほど劇的に変化するとは考えにくい」。

こう述べた上で、発達障害の急増原因を次の三点に的を絞って推理しています。

① 発達障害の知識の普及に伴って、医療機関への受診率の向上。それに伴う過剰診断の増加。

② この異常な発達障害増加の背後には、製薬企業によるこの疾患の常軌を逸した啓発活動と発達障害薬品の売り込み、その結果として同疾患の診断の急増。

③ これまで何とか社会や学校、家庭で支えられた発達障害の子どもたちへのサポート能力の低下。その結果として、発達障害の存在が浮き彫りにされ、この疾患の診断の急増。

以上の諸原因については、これまでにも多くの書籍等で指摘されていますが、いずれも問題解決にたどり着ける視点とは言えません。これでは発達障害の原因論に対する守備範囲が広すぎて具体的な解決策を見出すことが不可能だからです。

嶋田さんの発達障害に伴って発症した精神医療の被害者への取材・調査数は非常に多く、同書には以下のような活動歴が記されています。「二〇一〇年にブログ『精神医療の真実』を立ち上げて体験談を募り、七年間で二〇〇〇人以上の被害者を取材、ブログを通して関わった人は五〇〇〇人を超える。現在も日々体験者の話に耳を傾け、相談に乗っている」といいます。

まず、書名『発達障害の薬物療法を考える』に掲げられているメーンテーマの説明がなされています。

すなわち、「発達障害の薬物療法というのは、あくまで他の精神疾患同様、症状をコントロールするためのものである。そうした症状をコントロールするための薬物療法の目的を次の三点に絞り込んでいます。

① 発達障害の特性そのものをコントロールする目的で薬物を投与する場合

② 発達障害の特性ゆえ、様々な精神的不調を抱える二次障害に対する投薬

③　発達障害に併存する精神疾患に対する薬物療法

そして、具体的な疾患名として、ADHDと自閉症スペクトラム障害を取り上げ、それに対する薬品名と副作用の問題点を指摘しています。その概略を紹介しておきます。

ADHDの薬物療法の増加

ADHDの薬物療法として現在日本で承認されているのは、薬品名でコンサータ（二〇〇七年）とストラテラ（二〇〇九年）の二種類が六歳から十八歳未満の子どもに対して使用が認可されています。十八歳以上の大人では、二〇一二年にストラテラが、二〇一三年にはコンサータが使用許可になりました。ブログ上では、これらの薬の効果が数多くみられるようになったといいます。すなわち、「これまでは、考えている途中に次々といろいろなことが頭の中に出てきて、考えがまとまりませんでした。でも、コンサータを飲み始めてから、考え始めたら最後まで集中して考えることができるようになりました」。そうなると、「話ができるようにもなりました」という進歩があったといいます。

どういうことかというと、「これまでは物事を説明しようとすると、どうでもいい細かい情報まで伝えようとして肝心なことが伝わらなかったのが、順序立てて言葉をスラスラと並べられるようになった」。それと同時に、「人の話も聞けるようになった」というのです。

「人の話が聞ける」とはどういうことかというと、発達障害の特性の一つに、「聴覚過敏」があります。たとえば、遠くの音も近くの音も同じくらいの大きさで聞こえてしまい、様々な音の中から必要な情報を聞き分けることが困難になるということです。よって、「学校やレストランなど騒がしい場所では、すぐ近くにいる人の話でも聞き取ることができにくくなる」、「そうなると人が大勢いるところに行くとパニックを起こし、苦痛が大きいため、外出を避けるようになるのです」。しかし、コンサータを飲むことによって、音を正しく聞き分けられ、人の話が聞けるようになり、その結果、ストレスも少なくなるということなのです。

二〇一五年一月十三日付読売新聞には、ＡＤＨＤ治療薬処方の急増を示す記事が掲載されました。国立精神・神経医療研究センターなどによる初の全国調査の結果です。それによると、二〇〇四年～二〇一〇年の六年間の処方件数の比較で約二・五倍に増加していました。それとともに抗精神病薬、抗うつ薬、睡眠薬の併用を伴うケースも増加していたことが報告されています。

二次障害に対する投薬

発達障害の人たちがこの疾患特有の症状ゆえに生じさせてしまう対人摩擦等によって結果的に抱えてしまう精神的な症状――イライラや攻撃性、衝動性、自傷、落ち込み、うつや不安、不眠や食欲低下などが二次障害と呼ばれるものです。これら二次障害に対する投薬も非常に多いことが明らかになっています。

発達障害の二次障害は親としてはどうしても避けたい事態です。従ってその症状を出させないためにも、「まずは薬によって特性（行動）をコントロールした方がいい」という医師からの提案も当然出てきます。

二次障害には精神疾患もあるので、子どもへの向精神薬処方の急増という現実が待ち受けています。抗うつ薬、抗不安薬、睡眠薬、抗精神病薬など、あらゆる薬が子どもといえども大人同様に使用されているのが実状なのです。

このように、三十年前までは考えられなかった発達障害がもたらす深刻な事態に向き合い、真剣に対処することがこれから一層求められていきます。

第3章

発達障害は「生まれつき」障害のウソ

発達障害の原因追究はタブー

いずれの学問分野においても、専門家と称する学者が必ず存在します。別名「権威者」です。その多くは大学教授です。ひとたび大学の講座の頂点に立つと、その講座はもとより、同僚や周囲の教授からの批判を受ける機会が少なくなります。部下が教授の批判などして盾つくと、出世の芽が摘み取られかねません。周囲の異論にも真摯に耳を傾ける教授も無論大勢います。そういう教授は学問に対して謙虚に向き合いますから、諸問題に対して正しい解答を導き出せるのです。ところが自分が正しいと思っている考え方を金科玉条のごとく振りかざしていると、結局のところ部下や周囲の人々、さらにはマスコミを通じて全国民をミスリードする危険性が生まれます。今日その代表例が、「発達障害生まれつき論」ではないでしょうか。

発達障害の専門家の方々の多くが今日唱えている論理を大別すると、「生まれつき障害論」と「環境汚染論」、それと「遺伝子原因論」の三つが挙げられると思います。特に最初の「生まれつき論」は精神科専門医師ら多くの専門家が異口同音に唱えています。そのため、NHKをはじめとするマスメディアも、これに追随するパターンをとるのが一般化しています。

遺伝子原因説は原因遺伝子の特定困難なことが判明したため、これを唱える専門家は極めて少数です。

近年、学者を含む多くの人が信奉しているのが環境汚染論です。とりわけ、ネオニコ農薬汚染論を唱えている黒田洋一郎・木村‐黒田純子両氏が有名です。二〇一九年三月十五日付『週刊朝日』には、黒田純子さんが「農薬で発達障害に⁉」なる見出し記事にコメントを寄せています。筆者はかねてから、以下の二つの理由で環境汚染論の代表格・農薬汚染論に疑問を呈してきました。

① 第5章で詳述しますが、発達障害は現在、欧米や日本などワクチン先進国に集中しています。日本国内での発生率において、地域的なばらつきが少ないのも特徴の一つです。すなわち、乳幼児をはじめとする集団的予防接種は、国内ほぼ一斉に行われています。その状況が、そのまま発達障害発症率に地域的偏りが少ないことと結びついているからです。従って、農薬汚染論では、大量使用が行われた地域に応じて地域的アンバランスが生まれるはずですし、発達障害発症率に地域差が生まれないこと自体、不可解です。

② 前記『週刊朝日』記事のグラフに重大な誤りがあります。「農薬使用量の国別比較」と「自閉症、広汎性発達障害の国別の有病率」のグラフにおいて、前者のグラフの農薬使用量について筆者は論評する資料を持ち合わせていませんが、後者のグラフは、文科省などから公にされている資料などから判断して、その数が少なすぎます。発達障害「先進国」アメリカは六人に一人、日本は一〇人に一人というのが現在多くの書物などに出てくる数字です。同グラフでは、アメリカの有病率がなんと、一〇〇人に一人強となります。信じがたい情報収集ミスを冒しています。

さて、「生まれつき障害論」に戻ります。これは発達障害の患者が増えすぎてしまって、原因不明を唱えているだけでは研究者としての資質が問われかねない状況に追い込まれたために、窮余の策として生み出された論理と考えられます。

その代表的精神科医師として、新聞などマスコミに度々登場する岩波明さんと本田秀夫さんの二人を挙げることができます。「生まれつき障害論」にしがみつかなければ、それ以降の理論展開がうまく進まないからでしょう。

発達障害の真の原因解明を蔑ろ

乳幼児期の予防接種乱用が脳を蝕んでいることはもはや公然の秘密といえます。発達障害は「生まれつきの障害」としか言えないところに、専門家らの哀れな姿がにじみ出ています。客観的事実によって、ミクログリアの慢性活性化による脳内の慢性炎症の持続が、様々な形の発達障害を引き起こしていると言って過言ではありません。こういった事実を覆い隠しつつ「生まれつき障害論」を振りかざすことによって、発達障害の原因究明を阻んでいるのです。

第1章でも紹介したアメリカの神経外科医ラッセル・L・ブレイロック博士は、発達障害急増の背景について次のことに言及しています。

「発達障害の異常増加は、集団的予防接種以前には前代未聞だったこと、そして、自閉症を取り上げると、その出現は、正確に集団的予防接種プログラムの開始と一致します。ADD（注意欠陥障害）と子供のＬＤ（学習障害）も、現在の乳幼児予防接種にトレースされる」

さらに同博士は、自身の研究結果に基づいて、ミクログリアの慢性活性化による脳神経細胞攻撃論の根拠として、以下のことを挙げています。

「私の発見はいくつかの論文審査のある専門誌に発表されました。私の研究は、系統的な免疫システムが過剰に活性化されたときに、ミクログリアと呼ばれる脳の特殊な免疫細胞が活性化されるのです。たとえば一回の来院で、五〜九種類もの予防接種が行われる場合にその危険性が高まります。ミクログリア細胞は活性化されたときに、脳に害作用のあるいくつかの分子を分泌します。それらには炎症性サイトカイン、ケモカイン、活性酸素、過酸化脂質産物、それと二つの異なる細胞興奮毒などが含まれます」

「ミクログリアの慢性活性化による症状の表れ方は様々です。予防接種によって引き起こされるミクログリアの活性化の持続は、子供時代の卒中や、乳幼児突然死、学習困難、行動困難、言語障害、そしてほかの神経学的諸問題に帰結し得るのです。なぜならば、ほとんどの医師たちはワクチンの生理学的メカニズムに気付いていないので、その結果をワクチンと結び付けることがないのです」

ワクチンには驚きの成分、何も知らずに接種できますか？

ワクチンは添加物のオンパレードといって差し支えありません。どういう過程や研究でこうした化学物質や細胞、ウイルスを含有するに至ったのか、到底理解できません。単純に考えてもこれほどまでに多種多様な異物の混合物であるワクチンが、赤ちゃんや子どもの体に入って小さな弱い体を守ってくれるのでしょうか（第9章にワクチンの種類と添加物名を記載）。

規制と承認を繰り返しつつ新たなワクチンを作り続け、その接種によって、過去から現在に至るまで、多くの罪のない子どもたちの犠牲を生み出してきた事実だけは隠すことはできません。こうした事実を真正面から受け止めて予防接種を推奨しない医師は皆無に等しいといってもよいでしょう。

第2章で紹介した医師・佐藤荘太郎さんは、「ワクチンは培養の過程でいろいろなものが入ってくる。何が入っているか分からないいくらい多くの物質が混入している。クロマトグラフィーで除去はしているが取り切れない。水痘の生ワクチンをやって、それが体内で増殖し、さらに、それが口から出て周りに撒き散らしている。このワクチンをやったために、帯状疱疹の子どもが増えているとの報告がある」と『ワクチンに「NO！」と言おう』（シェリー・テンペニー博士著）に掲載された論文などをもとに警鐘を鳴らしています。

この病気の原因を考えれば当然のことかもしれません。そもそもワクチンとは、雑多な添加物を含んだ異物を体のバリアーを通らずに直接血中に入れる医療行為であり、まさに闇鍋です。したがって、その危険性を十分に理解の上受けなければなりません。

しかし現実には、ワクチン先進国と言われている国々におけるワクチン強制圧力は、常軌を逸した事態を迎えているのです。オーストラリアの状況を次に紹介します。

予防接種拒否なら「児童手当支給しない」……オーストラリア首相が強硬策

二〇一五年オーストラリアで予防接種を拒否する親への児童手当ストップのニュースが報道されました。

オーストラリアのアボット首相は、同年四月十二日、ポリオ（小児まひ）や破傷風など、子どもへの予防接種を拒否した家族への児童手当などを原則的に支給しないと発表しました。二〇一六年一月から実施されました。七歳未満の予防接種率は九七％と高いものの保護者がワクチンなどの副作用を懸念し接種させないケースが過去十年で四万人に倍増しており、政府はこうした傾向を断ち切ろうと考えています。首相は「予防接種を受けていない子どもから重い病気をうつされる心配をせずに、子供を保育所に預けられるようにすべきだ」と強調しました。支給が止められる手当は、子供一人当たり最大一万五〇〇〇豪ドル（約一四〇万円）になるとのことです。

このニュースは、予防接種の副作用リスクを知って、多くの親たちが接種拒否を選択するようになったことの表れということができます。お金に余裕のある富裕層（エリート層）にとっては、この政策で手当てをストップされても困ることはありません。しかし、大半の一般家庭では、お金で縛ることで半強制的に受けさせる選択をせざるを得なくなる政策に踏み切ったということになります。

アボット首相はオーストラリアではタカ派で知られています。その名のとおり、「ＮＯ　Ｊａｂ（ワクチンを打たなければ）、ＮＯ　Ｐａｙ（優遇策なし）という過激発言を行ってきました。針などを指すことを英語ではｊａｂといいます。アメリカにおけるワクチン強制政策は、百五十年前のワクチン強制接種時代と酷似していると言われています。これをみる限り、オーストラリアの状況も前近代的な予防接種政策であり、アメリカと瓜二つといえると思います。こうなると、これらの国々の予防接種は、拒否する人にも、罰則付きで強制的にやれ、というのと一緒ですから、傷害罪とどこが違うのか較べてみる必要があります。

オーストラリアのある小児科医は、「表では言えないけれど、赤ちゃんは予防接種を受ける必要はない、むしろ危険。でもドクターとして続けていくには、それを積極的に奨めることはできない。予防接種を全く受けさせない親たちはたくさんいる。他の親たちとぶつからないよう、みな隠しているだけ。私の言ったことは今後もなかったことにしてほしい」とネットで発信しています。

カナダでの「自閉症はワクチン接種率の高い地域ほど流行」との研究

ワクチン接種率の高い地域は低い地域より自閉症発症率が高いというカナダからの報告です。「カナダ政府は、自閉症の発症率が、ワクチン接種率の高い地域で遥かに高いことを前から明らかにしていたことが、新しい研究調査で分かった」というものです。

市民団体の「全国自閉症監視システム」（ＮＡＳ）は、カナダの公衆衛生当局によって設けられ、自閉症と診断された子供の数を追跡調査し、「地域と時間の両方にわたる」自閉症の診断の統計調査が行われたことを報告しています。データによれば、二〇〇三年以来、自閉症に分類された症状（ＡＳＤ、autism spectrum disorder）が確実に増加しており、地域同士の間にかなりの違いがあることが分かった、とのことです。

それによると、詳細な数字は明らかにされていませんが、最高の自閉症発症率を示した以下の三つの地域を上げています。ニューファウンドランドとラブラドルが五七人に一人、プリンス・エドワード島が五九人に一人、ケベックが六五人に一人であり、そのすべてが最高のワクチン接種率を示していました。

さらに、これら自閉症の最高率を示す地域は、近年になって自閉症の発症率が激増したことも明らかにしています。すなわち、ニューファウンドランドとラブラドルは、一〇〇〇人あたり六↓一九・六人へ、プリンス・エドワード島は五↓一七・七人へ、特筆すべきはケベックで、三・五↓一五・七人へと驚くべき増加を示していました。

ちなみに、その当時、ニューファウンドランドとラブラドルはワクチン接種率が最高であり、ユーコンは最低だったとのことです。自閉症の発症率もユーコンは最低の集団に含まれていたといいます。

このような相関関係があったからと言っても、カナダ一国のこれだけのデータでワクチン接種と自閉症発症の因果関係があったと断言することはできません。同国の地域的な接種率の違いから推理すると、カナダでは強制的な予防接種の実施が、日本やほかの欧米諸国に比べ、遅い年代から始められたことが窺われます。また以前は、州ごとに実施状況に違いがありましたが、現在では一律的な実施が行われているようです。

近年の欧米諸国のワクチン万能論の嵐は、例外なくカナダをも襲っているとみてよいでしょう。こうした調査は日本はもとより、どこの国でも表向きには行われていません。この記事の投稿者は最後に、「ワクチンの教条的ドグマは、ワクチンの安全性が疑われるような科学的分析は、如何に合法的であってもそれを禁じている」と結んでいます。こうしたドグマは今日の社会に当然のように取り込まれていて、ワクチンの安全性を疑うというアイデアさえ、とんでもないことのように見られているのが実状です。たとえば、ワクチンには有害な成分が含まれているとほのめかす人々でさえ、〝へんなやつ〟〝陰謀論者〟〝真の科学を否定するもの〟といった符牒を張られるそうです。

このことを裏付ける事例が、イギリスで実際に起きました。さらにそれを題材にした映画が日本で上映中止となるという前代未聞の事件が発生しました。言論・表現・出版の自由を蹂躙する犯罪的行為です。以下にその全容を記します。

反ワクチン運動の医師の免許剥奪

アンドリュー・ウェイクフィールド元医師へのいわれのない濡れ衣

ワクチンの副作用被害に真剣に取り組んできたイギリスの医師アンドリュー・ウェイクフィールド博士は、MMRワクチンと自閉症発症との因果関係を学会誌に論文発表しました。「予防接種で自閉症になる危険性がある」との内容です。ところが、「論文偽造」という謂《いわ》れのない濡れ衣を着せられ、学会誌から論文が削除されるとともに、イギリス医師会によって医師免許剥奪という信じられない処分を受けました。同氏が裁判所に起訴され有罪判決を受けたことは一度もありません。

イギリスでは、医師免許の許可・剥奪の権利を医師会が握っている状況が明らかにされた事件でもありました。言論・出版の自由が保障されているはずの民主国家イギリスが、こうした時代錯誤の状態にあることに、ただ驚くばかりです。日本では、医師が刑事裁判で有罪となり、医道審議会にかけられて初めて、医師免許取り消しの処分が出されるのです。その点では日本の方がましと言えます。

ワクチン接種推進派と接種慎重派の対立は今日の米・英で熾烈に繰り広げられています。ワクチン接種の慎重論者の中心人物の一人がウェイクフィールド医師です。現在はアメリカ在住です。反ワクチン運動の「父」と称されるほどの人物ですが、接種推進派の内外の研究者、医師らから口汚くののしられています。

ウェイクフィールド博士は、ワクチンの接種反対派ではありませんでした。医師として、ワクチン接種の安全性に関心を持っていたのです。そして自身の研究の結果、麻疹、流行性耳下腺炎（おたふく風邪）、風疹の三種混合ワクチン（ＭＭＲワクチン）の安全性に問題があるという結論に至ったため（多くの医師がこの結論を支持しています）、三種混合ワクチンの接種を避けた方が良いとアドバイスしていたのです。ワクチン接種を止めるように勧めたわけではなく、この三種類の病気に対し、一種類ずつワクチンを接種することを勧めたのです。しかし、このアドバイスが問題となってしまいました。安全なワクチンを子どもに接種したいと願う両親にとっては最善なアドバイスだったのですが、MMRワクチンメーカー（メルク社）にとってはそうではなかったのです。博士が論文を発表して以来、イギリスでは、メーカーや推進側にとって不都合な事態が生まれたからです。

同博士は、研究によって明らかになった真実に従って行動しただけなのに、キャリアと名声を失うことになってしまいました。そして、マスコミが徹底的に叩くのに都合のよいスケープゴートにされ、罪を着せられたのです。マスコミの大々的な批判によって、今や誰かがワクチンと自閉症の関連について口にすれば、「その理論は完全に間違いだと証明されたよ。論文をねつ造したやつは、詐欺で起訴されたんだ」という言葉が必ず返ってくるそうです。

「データねつ造」の難癖をつけて免許剥奪

ウェイクフィールド博士は世界的に有名な消化器科医師です。優秀な医師であり、自閉症の子どもたちに頻繁に見られる腸疾患の発症とMMRワクチン接種との関連を示した論文も発表しました。しかし、前述のように、その論文を博士がねつ造したという批判が巻き起こり、責任を追及されてしまったのです。実際には、陪審や裁判所で博士が起訴されたことは一度もありません。

同博士は、自分を批判する人たちに向け、公共メディアで直接議論したいという挑戦状を以前発表しましたが、受けて立つ人は一人もいませんでした。

意外なことですが、トランプ大統領も同博士の考えを支持する一人であり、アメリカで会談も行っています。

以下に記すように、わが国でも最近、同氏が企画制作した自閉症の真実を伝える映画が、突然上映中止になりました。言論と表現の自由が脅かされる事態が生まれています。

映画『ＭＭＲワクチン告発』上映の突然中止をめぐって

二〇一八年十二月七日付『週刊金曜日』記事「映画『ＭＭＲワクチン告発』（原題：Vaxxed）突然の上映中止の裏側」（瀬下美和氏投稿記事）を読み唖然としました。

この記事は、ワクチン推進側への一方的取材を行い、その意見を鵜呑みにした上で、記事の大半をウェイクフィールド叩きに費やすという異常なものです。取材対象とされた医師らは、発達障害・「生まれつき」論または、「生来説」論で固まっており、なりふり構わず、罵詈雑言を同氏に浴びせています。彼らの根拠のない「生まれつき」論のインチキが表面化してきた事態に焦りを感じているからに他なりません。筆者は同誌『論争』欄に同記事批判の投稿をしましたが、「没」になりましたので、この場で反論しておきます。以下に要点のみ記します。

事の起こりは、同年十一月十二日、東京・日比谷コンベンションホール。五日後に全国の映画館で順次公開ロードショーを控えていた映画『ＭＭＲワクチン告発』の中止決定が発表された。同映画の配給会社ユナイテッドピープル社の関根健次代表は、本日一回限りでこの映画の上映を中止すると述べた後、沈痛な表情で謝罪の言葉を述べた。詳細は不明だが、ワクチン推進派の医療関係者、ワクチンメーカーなどからの強力な圧力があったと推測されます。この事件は言論・出版・表現の自由への悪質な侵害と言わざるを得ません。

日本のワクチンによる健康被害認定は、これまでは重度の後遺症を残すケースがほとんどでした。ワクチンと自閉症問題が浮上したのはつい最近のことです。ネット上では、自閉症「ワクチン原因論」と、「因果関係解決済み論」とが激論を交わしています。日本でのMMRワクチン接種は、はしか、おたふくかぜ、風疹の混合ワクチンとして、一九八九年から定期接種開始。接種開始から一九九三年四月の接種見合わせまでに無菌性髄膜炎の副作用事故が約一八〇〇件発生し、大きな社会問題になりました。

現在、自閉症とワクチンとの因果関係は、日本では公には認められていません。接種推進の専門家らの主張は、「生まれつき障害」一辺倒で、「ワクチンと自閉症無関係論」で凝り固まっています。その代表が第2章で紹介した信州大医学部教授の本田秀夫氏です（同氏の主張は、第5章の「自閉症の増加を否定しようとする専門家の事例」の項で詳述します）。

ちなみに、MMRワクチンのみに原因論を矮小化して自閉症問題をごまかすのが同医師をはじめとする接種推進側の手口であることをまず知っておきましょう。

本田さんは、MMRワクチン一つだけを取り上げて、その接種率が激減した後に自閉症が急増した。だからワクチンと自閉症の因果関係は否定されたという信じがたい論法をとっています。それと同時期に他のワクチンが一斉に開始された事実を恣意的に黙殺する手法をとっています。

本書で既に明らかにしたように、すべてのワクチンに、血液脳関門を通過し、脳内のミクログリアを慢性活性化させ発達障害を生み出す成分が含まれています。

そして同誌記事の執筆者でフリージャーナリストの瀬下美和さんは、「自閉症については、近年、専門家の間では『生来性に生じる心理的・行動的な特性であり、その現れ方には多くのバリエーションがある』と再定義されている。必ずしも知的な障害を伴うわけではなく、先天的な脳機能の違いが原因となるありふれた障害なのだから、ワクチン接種のような後天的要因で引き起こされるはずもない」などと、同記事に登場する医師の言葉を異口同音に唱えています。そこまで言い張るのならば、二十〜三十年前まで、この疾患がほとんど無かったのはなぜなのか、発達障害予防接種原因論者を取材して、キチンと答える責任があります。

第4章

賑わう発達障害ビジネス

発達障害急増に伴う特別支援教育の必要性増大

発達障害者支援法が平成十七年（二〇〇五年）四月一日に施行されました。同法によると、「発達障害」とは「自閉症、アスペルガー症候群その他の広汎性発達障害、学習障害、注意欠陥多動性障害その他これに類する脳機能の障害であってその症状が通常低年齢において発現するものとして政令で定めるもの」（第一条）と定義されています。

児童生徒の発達障害の急増に伴って、この法律の成立に至ったわけですが、同時に行政側（文科省）からもそれへの対応策を創意工夫しつつ構築していくことを求めた通知が出されました。この通知が、文科省から出された根拠として、平成十六年一月（二〇〇四年）に文科省が作成した「小・中学校におけるＬＤ（学習障害）、ＡＤＨＤ（注意欠陥・多動性障害）、高機能自閉症の児童生徒への教育支援体制の整備のためのガイドライン」が挙げられます。教育支援にあたっては、それを参照することを文科省が求めたものです。様々の状況に応じたきめ細かい発達障害者への教育支援体制の整備が、喫緊の課題となっていることを裏付けています。

この法律の施行に伴って、各都道府県には発達障害者支援センターの設置、発達障害の早期発見のための五歳児検診の開始、さらに二〇〇七年から特別支援教育がスタートし、知的障害だけでなく、学習障害、ＡＤＨＤ、自閉症などの発達障害も新たに特別支援教育の対象とされるようになりました。学校でのこのような取り組みにより、発達障害と認定される子どもの数も当然のこととして増加しました。

現在、学校教育の現場では、発達障害をもつ子どもへの対応が大きな問題となっています。第2章でも紹介しましたが『発達障害と少年犯罪』（新潮新書）の著者・田淵俊彦さんによると、この問題に当事者たちが気付いたのは最近のことだったといいます。実のところ、一九九〇年代から通常のクラスに個別の対応が必要な子供が多数存在することが、話題になっていたといわれています。「学級崩壊」のような形で顕在化した経緯がありました。

最初のうちはその原因が、注意欠陥・多動性障害をもつ子どもとされていたそうです。しかし、徐々にそれが間違いであることが分かってきました。教室内で扱いに困る子どもの大部分が、社会性の問題を抱えている自閉症スペクトラム障害をもっていることが判明したというのです。

特別支援教育の実際

「特別支援教育」とは、障害のある幼児児童生徒の自立や社会参加に向けた主体的な取り組みを支援するという視点に立ち、幼児児童生徒一人一人の教育的ニーズを把握し、その持てる力を高め、生活や学習上の困難を改善または克服するため、適切な指導及び支援を行うものです。平成十九年四月から、「特別支援教育」が学校教育法に位置付けられ、すべての学校において、障害のある幼児児童生徒の支援をさらに充実していくこととなりました。

子どもの特性に合った個別の支援や指導をしてもらうことが重要ですので、それにはいくつかの形式があり、発達障害の程度によって選ぶことになります。通級学級に通い、学習支援員をつけてもらうこともできます。小学校から利用できるので、幼児期に発達障害が分かった場合、就学前から制度の利用を検討することが可能です。実際の事例を以下に記します。

特別支援学校と特別支援学級

特別支援学校は、障害者等が、「幼稚園、小学校、中学校、高等学校に準じた教育を受けること」と「学習上または生活上の困難を克服し自立が図られること」を目的とした日本の学校です。発達障害だけでなく、各種の障害がある子どもに対して、学習面・生活面などの総合的な支援を行う学校。小学校から高校まで利用できます。

特別支援学校とは別に特別支援学級は一般校に設置されている個別支援のための少人数クラスです。教科学習や学校生活への支援が中心です。小中学校で利用できます。

特別支援学級には障害の種類によって、弱視、難聴、知的障害、肢体不自由、病弱・身体虚弱、言語障害、自閉症・情緒障害の七種類の学級があります。本書が取り扱う学級は、「自閉症・情緒障害特別支援学級」で、その内訳は、以下の二項目があげられています。

一、自閉症又はそれに類するもので、他人との意思疎通および対人関係の形成が困難である程度のもの。

二、主として心理的要因による選択性かん黙等があるもので、社会生活への適応が困難である程度のもの。

筆者が住んでいる埼玉県の自閉症・情緒障害特別支援学級の多くは、前者の自閉症のある児童が大半を占めています。

通級指導教室

通級指導教室は、一般校の通常学級に在籍する子どもが、定期的に通う少人数クラス。通常学級の一斉指導では学びにくいことを補助的に学びます。言語障害、難聴、ＬＤ、ＡＤＨＤ等の児童生徒に対して、一人一人の児童生徒の障害に応じた特別の指導を行う教室です。都道府県には、難聴・言語障害、自閉症・情緒障害の通級指導教室があります。

自閉症・情緒障害特別支援学級の指導の指針

自閉症・情緒障害特別支援学級の指導では、様々な要因により、集団適応や対人関係につまずいている児童生徒に対して、個々の特性や能力を的確に把握しながら、自己有能感を高め、適切に自己表現する力や行動の調整力、対人関係のスキルを育てることをねらいにしています。教育課程の編成に当たっては、基本的には知的障害特別支援学級とは変わりませんが、一人一人の児童生徒のニーズを把握し、個々の指導計画を作成しながら、一人一人の生きる力を育てる系統的な教育課程の編成が重要です。

主な指導内容として以下の五項目が掲げられています。

⑴　基本的な行動様式や生活習慣の形成

図11　埼玉県のサポートカード

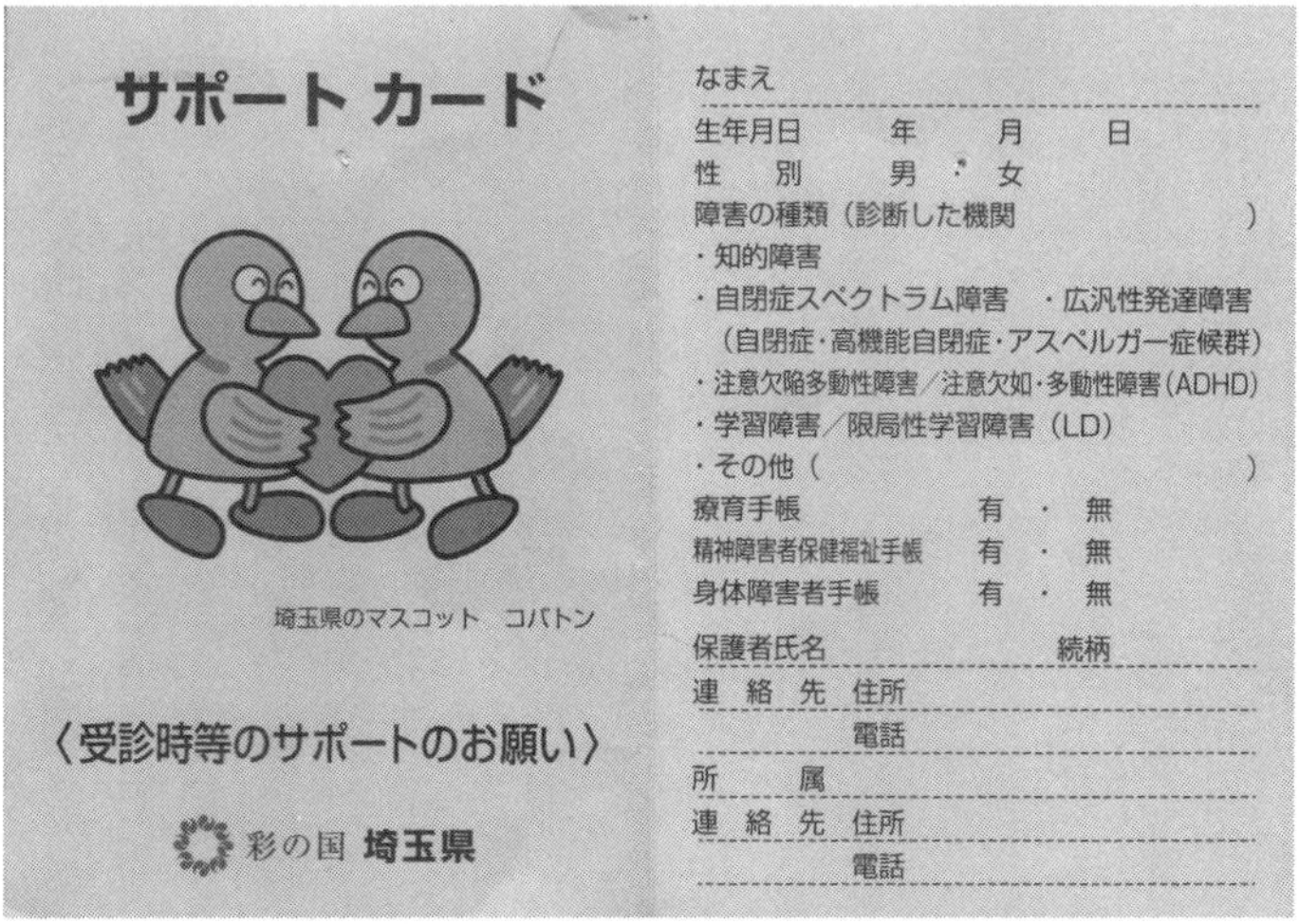
サポート カード

埼玉県のマスコット　コバトン

〈受診時等のサポートのお願い〉

彩の国 埼玉県

なまえ

生年月日　年　月　日

性　別　男・女

障害の種類（診断した機関　）

・知的障害

・自閉症スペクトラム障害　・広汎性発達障害

（自閉症・高機能自閉症・アスペルガー症候群）

・注意欠陥多動性障害／注意欠如・多動性障害（ADHD）

・学習障害／限局性学習障害（LD）

・その他（　）

療育手帳　有・無

精神障害者保健福祉手帳　有・無

身体障害者手帳　有・無

保護者氏名　続柄

連絡先 住所

電話

所　属

連絡先 住所

電話

(2) 心理的不適応状態の改善

(3) 感覚機能・運動機能の改善

(4) コミュニケーション能力の育成

(5) ソーシャルスキルや社会性の育成

サポートカードの医療機関への配布

埼玉県の発達障害総合支援センターでは、図11のような「サポートカード」を発達障害などコミュニケーションや言葉の理解などに大きな課題を抱えている人たちに配布しました。同時に医療機関と関係機関にも配布しました。以下にその文面を記します。

「障害者の中には、発達障害などコミュニケーションや言葉の理解などに大きな課題を抱えており、適切な支援が受けられない方がいます。そこで、埼玉県では県医師会・県歯科医師会のご協力をいただき、サポートカードを作成しました。

図12　発達私の症状カード

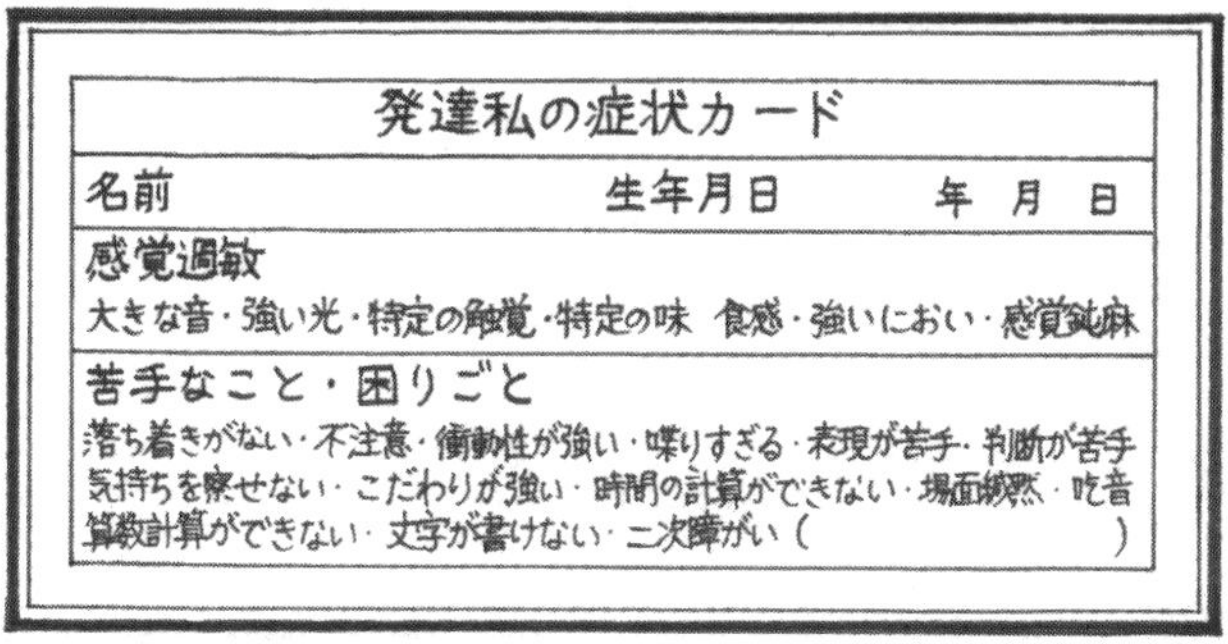
発達私の症状カード
名前　生年月日　年　月　日
感覚過敏
大きな音・強い光・特定の触覚・特定の味　食感・強いにおい・感覚鈍麻
苦手なこと・困りごと
落ち着きがない・不注意・衝動性が強い・喋りすぎる・表現が苦手・判断が苦手
気持ちを察せない・こだわりが強い・時間の計算ができない・場面緘黙・吃音
算数計算ができない・文字が書けない・二次障がい（　）

このカードは、医療機関への受診の際など、様々な生活場面で、障害のある一人一人の特性を知っていただき、適切に対応していただくためのものです。このカードに記載されていない事項については、本人や付き添いの方に質問していただければと思います。

障害のある人に対するご理解ならびにご協力をお願いいたします」

発達障害の当事者が考案した「発達私の症状カード」

「私はこだわりが強く、大きな音が苦手です」。職場やプライベートで発達障害と明かすことができない人の周囲への公表を後押ししようと、自らも発達障害と診断された女性が一目で他人に症状が伝わる「私の症状カード」を作りました（図12）。七月から全国に配布を始め、社会生活を円滑に送る手助けになると期待されています。二〇一八年九月四日付東京新聞によると、奈良県在住の宮崎菜摘さん（二十七）は大学卒業後に発達障害と診断されました。就職にも苦労しましたが、現在は広告代理店でグラフィックデザイナーとして働き、交流サイトを通じて知り合った仲間たちと発達障害の啓発活動を行っています。カードの使い方はシンプルで、あてはまることに○をつけるだけです。それと、うつなどの二次障害のある人は、手書きで記入する欄を設けてあります。大きさは名刺大で、保護者が子供に持たせて学校生活で困った際に教職員に見せたり、被災時に避難所でボランティアやほかの避難者に示したりするなど、様々な場面を想定して宮崎さんがデザインしたものです。

民間の支援体制も着々と進む

上記のような公的支援のための法律と、それに基づく支援制度ができても、それを円滑に運用するのは容易なことではありません。全国津々浦々に至るまで、発達障害が蔓延してしまったわけですから、支援のための教室や教師をはじめとする人材確保がそう簡単にできるはずがありません。試行錯誤を繰り返しつつこの事業の円滑な推進が図られることを期待しますが……。

こうした公的支援事業の不足分を補う形で、各地で民間の支援事業に参入する会社が相当数現れています。きめ細かい民間の支援教育の拡充が、今後欠かせなくなることが背景にあるからです。特に児童福祉法改正による二〇一二年からのデイサービスの規制緩和や就労支援サービスなどの拡充が発達障害ビジネスと結びついています。小児科専門医で発達障害に造詣の深い平岩幹男さんの著書『自閉症スペクトラム障害――療育と対応を考える』(岩波新書、二〇一五年)はこのビジネスが発生し成長する背景を、以下の根拠を挙げ説明しています。

(1) 発達障害という言葉は誰もが知っているが、その解釈が必ずしも定まっていない。
(2) 発達障害は明確な原因がなく、科学的根拠によって確立した治療法がない。
(3) 発達障害の診断は適切になされているとは限らない。しばしば矮小化されたり、過剰に診断されている。
(4) 当事者や家族は多くの社会的困難を抱えている。よって、藁をもつかみたい気持ちで日々を送っている。
(5) 発達障害の医療や公的支援策、あるいはビジネスであっても、それらの質の評価は容易なことではない。

放課後等デイサービス

デイサービスについて

平岩さんはデイサービスについて次のように解説しています。

デイサービスは未就学児を対象とした児童発達支援サービスと、小学生〜高校生を対象とした放課後等のデイサービスに分かれる。それらは、公的・半公的施設と、民間による施設に分かれている。

規制緩和以降、その数は急増し、自治体への届け出が必要だが、その増加に間に合わず、新規受け付けを中止している自治体もある。

この現状に対して、厚労省は、施設の事業内容からも容認できないものもあるとして、規制強化に乗り出している（平成三十年以降に規制が強化された）。

デイサービスは、通所受給者証を用いて小集団で行われる。通所受給者証は診断に基づいて市区町村で発行される。個別の発達評価を行うことはできても個別のプログラムを設定して介入することは困難。

急増している児童発達障害支援サービスでもこれは同様。個別の支援計画を立てて実行できる支援サービスはまだ少ない。しかも最大の問題は、それらのサービスの質が保護者に伝わらないことであり、同じ通所受給者証を使っていても、その質が子どものその後の発達に大きく影響する可能性がある。

療育の開始にあたって、まずは発達検査だけではなく、どのように個別の支援計画が立てられているのかを理解し、それが六カ月後など一定期間で見なおされているかどうかを把握する必要がある。それができていない場合は、サービスの質は担保されていない可能性がある、と指摘しています。

成人の発達障害における問題

さて、この数十年間の発達障害の急増は、否定できない客観的事実です。乳幼児期に発達障害を患っていた人たちが成長するとともに、近年、成人における発達障害問題がにわかにクローズアップされるようになりました。深刻な状況が生まれているといってよいでしょう。成人で発達障害を抱えている人は、推定で一〇〇万人に上っています。医療、福祉、教育などの支援は極めて乏しいのが現状です。相談機関が少ないために、うつ病やパニック障害などの困難に直面することもあります。就労支援、生活上のトレーニングやカウンセリングが不可欠なのに、そうした社会的支援体制が極めて乏しい現実があります。これらの充実が早急に求められています。

ビジネス面では、その内容を質的に評価することが難しい上に、値段も高額な自己啓発セミナーなどに勧誘されることがあります。その結果として経済的損失を繰り返すケースも見られます。

医療においては、保険診療と自由診療の二つに分かれますが、自由診療（自費）では質も価格も規制の対象になっていません。現在の保険診療の下では、発達障害診療の診療報酬が低く設定されていることが問題なのです。例えば、子供のＡＳＤの場合、十五分で診察しても一時間かけて診察しても報酬は同じです。実際の場面では、丁寧にきちんと診れば一時間近くかかることもあります。したがって、保険診療を行わず、請求金額は高額になっても自由診療として行っている医療機関も少なくありません。

さらに問題なのは、自由診療の場合には、医療の名の下に行われていても、規制が乏しいため科学的根拠に欠ける治療が容認されていることがありますので、慎重に見極める必要があります。

補完代替療法も花盛り

補完代替療法（通常の医学的あるいは標準化された治療と異なる療法）も数多く行われており、ビジネスの温床ともなっているそうです。水銀除去のキレート療法は、現在でもインターネットにはでてくるが、医学的には副作用が多いこともあって、国際的にも否定されています。そのほかにも多くの食事療法（特定の食品を摂取する、特定の食品を除去する）なども行われています。

医療における標準的な治療や療育においては、それ相応の根拠を有することが必須であり、それは公表された論文等で裏付けられていることが必要です。しかし、多くの発達障害の補完代替療法における効果は、「有効であった」という感想や印象に基づくものが多く、現時点で推奨できるものはありません。しかし、雨後の竹の子のように、次から次へとこうした療法が出現しています。

標準治療すら確立していない発達障害においては、今多くのビジネスが蠢いています。

現実の支援体制の下で矛盾が噴出

「放課後等デイサービス」が今揺れている

二〇一八年九月六、七日付東京新聞には、「障害児の放課後は」との見出しの特集記事が掲載されました。「放課後等デイサービス」（以下、放課後デイと略す）とは、発達、知的などの障害がある六〜十八歳の子どもが放課後や長期休暇などを過ごす制度です。「障害児の学童保育」とも呼ばれています。二〇一二年度に児童福祉法に位置付けられました。「全国に一万一〇〇〇カ所あり、利用者は約一八万人。生活に必要な力を伸ばす遊びや学習などをする。利用者は原則一割負担で、残りは国や自治体が負担する」と現状が説明されています。

そして、障害のある子どもが放課後などを過ごす放課後デイが、二〇一八年四月の福祉サービス事業者への報酬改定以降、開所日を減らしたり、二施設を統合したり、経費節減を迫られた事例が相次いでいます。改定に伴って実施された子供たちの障害の区分けでも、反発や疑問の声が多く上がり、国が自治体に判定のやり直しを通知する異例の事態になっているのです。

厳しくなった発達障害児支援施設の経営

同紙は、「ずさんな判定」のタイトルで、群馬県伊勢崎市の放課後デイ施設「わんぱくひろば」に通う高一の小倉竜暉さん（十五歳）の事例を取り上げています。

四月中旬、母親の理世さん（三十九）は同施設から「これから土曜日は閉所せざるを得ない」と聞かされ絶句しました、と。土曜日の閉所は、報酬改定で受け取る基本報酬が減るのを受けての対応。国からの指示は、「子どもたちの障害の重さを二つに分け、放課後デイは、障害が重い子が半数以上だと「区分1」、半数未満だと「区分2」とし、報酬に差をつけました。

同施設は小一から高三までの利用者全員が「軽い」（指標該当無）と判定され区分2に。報酬は区分1より低く、区分がなかった前年比で、一〇〜二〇パーセントの減額。四月以降、月に約四〇万円減ったという。竜輝さんは重い障害の療育手帳「A」を持っていながら市から事前に何の調査もなく、「軽い」部類に入れられたのです。小倉さんが判定方法に疑問をもって市に抗議したところ、市議会でも取り上げられ、判定のやり直しを決定。Aの療育手帳を持っている子供全員が「指標該当有」とされ「重い」に判定が覆りました。同施設では一六人中一二人の判定が変更されましたが、土曜日再開のめどはたっていません。

悲鳴上げる良心的な施設

このように、福祉サービス事業者宛の国の基本報酬が二段階に分けられ、「区分1」から「区分2」へ減額された放課後デイ施設では、閉鎖や統合を余儀なくされた所が当然のことながら発生しています。

名古屋市南区の放課後デイ「あしたもえがお」の管理者、仲松美咲さん(二十七)は四月の改定以後の経営における困難と闘ってきた実情を以下のように打ち明けています。同施設の運営主体のNPO法人「あした」が、市内にもう一カ所開設していた放課後デイを七月に閉鎖し、両施設を一つに統合したのです。しばらく前までは、「あしたもえがお」には中学生と高校生の計一一人でしたが、統合により小学生ら一四人が移ってきました。「二つが統合して通ってくる子が増えたことで、ストレスを感じている子が増えたのです。友達の体を押したり、他の子のものを取ったり。いたずらして自分の存在をアピールする子が増えた」といいます。

四月に改定された国の基本報酬の二分化により、閉鎖された放課後デイは、報酬が低い区分となり、法人は年間二〇〇万円の赤字が見込まれる事態が予想されたのです。職員を減らすことも検討されましたが、「安全に見守れる態勢を維持するため、人件費を減らすのではなく、二つを統合して、家賃負担を減らすことを選んだ」と仲松さんは説明しました。

同様施設の急増により競争激化

経営悪化の背景には、報酬改定のほか、ここ数年、同様施設が急激に増えたことがあげられます。放課後デイが制度化された二〇一二年度に約三〇〇〇カ所だったのが、二〇一七年四月時点では、一万一〇〇〇カ所と約四倍に膨れあがったのです。

普及を図って報酬が高めに設定されたことに加え、利用者の負担が原則一割で済むため、安定的に利用者が見込めるとして、利益を求めて参入する事業者も少なくなかったことが原因になっています。質の低下も問題視されています。管理者や保育士らを置かず、利用料の公的負担分や報酬を請求する悪質業者も参入してきたからです。これら新規参入者の増加は、国や自治体の財政も圧迫することになります。

公費負担総額は、一二年度の四七六億円から一六年度には一九四〇億円と、ほぼ四倍に膨らみました。報酬改定で国は公正、適切な施設の運営を図ったのですから、利用者が安心して子供たちを預けられる状況を作り出すことが強く求められます。利益追求の事業所が増えているのはやむを得ないとしても、質を担保することがますます重要になってきました。

放課後等デイサービスは社会的に周知されていたか？

放課後デイにかんする報道はこれまで見聞きすることはほとんどありませんでした。当事者は無論知っていたと思いますが、一般の人々の知るところではなかったように思います。普通の子どもたちは学童保育がフォローし、時間が来れば家庭で自力で過ごすことができます。しかし、発達障害を抱える児童たちは、特別支援学級の授業が終了した後に、家庭に帰ってもフォローされなければやっていけません。様々な問題を抱えているからです。

発達障害児を持つ多くの家庭では、主に母親が子どもの面倒を見ることになりますから、母親が仕事をもっている家庭にとって、放課後等デイサービスの内容が低下し、家で面倒を見なければならないことは、仕事ができなくなることを意味します。

今回こうしたことが問題化することによって、放課後等デイとはどういうものなのかが表面化したことになります。増加し続ける発達障害児問題が今、財政的にもフォローできない所まで行き着いたことを如実に物語っているのではないでしょうか。

第5章

ワクチン先進国＝発達障害「先進国」

ありがた迷惑な「先進国」

ワクチン「先進国」の理由

アメリカという国は、日本のように医療保険が完備していないため、ワクチンを自国民に半強制的に接種する政策をとっています。したがって、ワクチンを打っていないと学校に入学できないなど、子供たちの人権を侵害するような規則を平然と作ってきました。ところが、アメリカのことだけでは済まされない状況が、日本で起きてきたのです。アメリカに留学して帰ってきた日本の学者や医師らが、その「先進国」の真似をしようとしているからです。それが着々と現在進行しています。

『子どもと親のためのワクチン読本』（母里啓子著）に、予防接種「先進国」アメリカの知られざる実情とそれへの心構えが記されています。以下にそれを象徴する「Q＆A」の一つを引用させていただきました。

Q：（医師から）「アメリカでは皆ワクチンを打っている、日本は遅れているといわれました」

A：「アメリカのワクチン制度が進んでいるのは医療制度が整っていないからでしょう。（中略）アメリカでは保険に入っていない人がたくさんいます。国民皆保険の日本と違い、お金のない人は病院にいくことができない社会です。救急医療もほとんど整っていません。主治医のいる一部の富裕層を除けば、高熱が出ても、脱水症状を起こしても、衰弱するしかない場合も多いのです。病院で手当てを受け、高価な薬を処方してもらうことができない人たちに対し、ワクチンだけは無料で受けることができるように、国としてワクチン制度を作っているのです。

ＷＨＯ統計による世界各国の二〇一一年の新生児死亡率は、日本は千人に一人、米国は千人に四人です。乳児死亡率が日本は千人に二人、米国は六人。日本はいずれも世界最低です。ちなみに、平均寿命は日本が世界第一位の八十三歳。アメリカは三十三位の七十九歳。日本の医療、新生児、乳児のケアは世界一進んでいるのです。どうして、日本よりも新生児、乳児死亡率の高いアメリカを手本にしなければならないでしょうか？」

アメリカで原因不明の麻疹流行の怪

ニューヨーク市ブルックリン地区で二〇一八年十月以降、大規模なはしかの流行がありました。二〇一九年四月までに二八五人に上りました。この国では二〇〇〇年に、はしか根絶宣言を出しています。専門家らは近年の予防接種率の低下を指摘しています。これに基づいて同市では、麻疹（はしか）・おたふく風邪・風疹混合ワクチンを受けていない人や、麻疹《ましん》の感染歴など免疫力を示す証拠がない場合、最大一〇〇〇ドルの罰金が科せられることが決まりました。第3章で取り上げましたが、オーストラリアでも同じように児童手当を支給しないなどの脅しがまかり通っています。

このような予想もしていなかった麻疹流行に対して、アメリカの衛生当局やワクチン推進論者たちは、口を揃えて「ワクチン接種率の低下」に責任を押し付けています。アメリカでは今日、全国的にワクチンの半強制的接種が横行しており、接種記録がないと希望校への入学を拒否されるなどの事態が起きています。

遡って、第二次世界大戦後、アメリカは占領政策の一環として日本の保健衛生の向上と駐留米軍の安全確保のため、予防接種強化の政策を行ってきました。しかし、わが国の衛生環境が整備されるようになると、比較的穏やかな政策に転換を図ったとみられます。ところが、それとは裏腹に今度は、わが国のワクチン推進勢力が台頭する事態を迎えました。その典型が、一九六二年に始まったインフルエンザワクチンの学童への強制的予防接種政策です。この接種推進の嵐もその無効性と副作用事故の多発に伴って一九九四年に廃止されました。

ところが、現在アメリカは上記のように、ワクチン接種強硬路線を突っ走っています。

ワクチン先進国の惨状――続発する銃乱射事件

アメリカの銃乱射事件の続発と発達障害との関係はあるのか

アメリカにおける銃乱射事件は、近年、未曽有の惨状と言ってもよいと思います。

同国の銃乱射事件の頻発と発達障害者の激増との関連性を断定するのは避けたいと思いますが、

第6章で詳述する日本の発達障害急増に伴う殺傷事件の多発を考慮すると、両者の関係を否定することはできないと思います。両国の置かれた環境はおのずと異なりますから、これまでの事件のニュースファイルと医学的・科学的根拠を十分に考慮した上で、考察を行っていきたいと思います。アメリカでは、銃乱射事件が起きた際、多くの場合に警察が来て銃撃戦になり犯人が射殺されることが多いのが実状です。そのうえ同様の事件が頻発しています。従って精神鑑定や事件の詳細な報告がネット上ではほとんど見当たりません。

二〇一二年にコネティカット州で起きた小学校の乱射事件では、児童・教師あわせて二六人が犠牲になりました。犯人の男（二十）はその場で自殺しましたが、生前にアスペルガー症候群と診断されていました。このほかの事件でも、犯人の精神疾患が指摘されている事例が散見されました。

銃購入に精神疾患基準が緩いアメリカ

二〇一六年、フロリダ州の高校で一七人が犠牲になった乱射事件が発生しました。フロリダ州ではライフルは十八歳から、ハンドガンは二十一歳から合法的に購入できます。バックグラウンドチェックが義務付けられてはいますが、精神疾患を理由に購入を拒否されるのは、裁判所で精神疾患の認定を受けている場合のみです。なんと世界の銃の四割がアメリカで所持されている理由が分かるような気がします。

同事件の十九歳の容疑者のニコラス・クルーズが、精神疾患を患っていたことを示唆する証拠はいくつもあり、「自分はプロのスクール・シューター（射手）になる」というネットの書き込みも事前に通報されていたにもかかわらず、クルーズは合法でライフルAR15を入手し、車で高校に乗り付け、次々と人を撃ったとのことです。

銃乱射事件が起きると、政治家とメディアは判で押したように、精神疾患対策の不備や、銃規制の必要性といったお決まりの課題を引き合いに出して悲劇を読み解こうとするのが常だそうです。精神疾患が蔓延している実情をよく表しています。精神疾患対策対象者の中に発達障害者が含まれていることは自明のことと思います。

アメリカでは六人に一人が発達障害の報告

アメリカは国家的にワクチンの積極的接種を推進しているのですから、本書がこれまでに取り上げた事実経過に基づくならば、ワクチン乱用に伴って、そのひずみが予防接種乱用世代の若者に発達障害という形で集中的に表れているとみられます。

このような状況を打破しようと、ワクチンへの疑問と拒絶を行っている草の根運動も勢いを増していると言われています。予防接種と自閉症やほかの小児疾患との関係を広める活動も行われています。

これに対して、必要なワクチンを強制するための政府介入も着実に進んでいます。例えば、メリーランド州の公衆衛生当局は二〇〇七年、予防接種を我が子に受けさせない「怠慢」な親の保護から子どもたちを引き離す決定を行いました。ワクチン推進最大勢力の医師たちが、予防接種を受けない子どもたちは、コミュニティーを危険にさらすと考えていることが背景にあるからです。

米国の小児に占める発達障害の割合は、一九九七〜九九年の一二・八パーセント（約八〇〇万人）から二〇〇六〜〇八年には一五パーセント（約一〇〇〇万人）へと拡大しています。約六人に一人の計算になります。現在はさらに増加している可能性があります。研究者らは早産や高齢出産の増加に加え、検査・診断能力や認知度の向上が患者数の増加に拍車をかけた可能性を指摘していますが、ワクチン原因論は無視し続けています。

しかし、米国当局者らによるワクチン強制接種政策がこれからも続くことになれば、発達障害を含め、さらなる副作用被害の発生を招くことにつながり、矛盾が激しくなることは避けられません。

全米の高校生が立ち上がった

フロリダ州の高校の事件から一カ月後の三月十四日には、全米各地で八〇万人の高校生らが「乱射　もうたくさんだ」を合言葉に抗議活動を繰り広げました。首都ワシントンのホワイトハウス前では、約二〇〇〇人が集まり、十七分間無言でこぶしを挙げたり、プラカードを掲げました。また、別の集会では、銃擁護議員の落選運動も起きています。

こうした中で、フロリダ州では、銃を購入できる年齢を、十八歳から二十一歳に引き上げる法律ができるなど、一部で規制強化が進んでいます。しかし、「全米ライフル協会」が規制強化に反対しているため、思うようにことが進みません。

トランプ大統領は銃擁護路線に逆戻り

二〇一八年五月四日にテキサス州ダラスで開かれたロビー団体「全米ライフル協会」の挨拶で、トランプ大統領は銃保有の権利を全面的に擁護すると強調しました。各地で起きる銃乱射事件後、一時は世論に押され規制強化の必要性に繰り返しふれてきましたが、この日の演説で銃擁護路線に逆戻りしました。

底なしの泥沼にはまった銃所持容認国家の現実とは、残念ながらこういうものなのです。でもトランプ大統領は、銃乱射事件の原因は「銃の数よりも、メンタルの方、すなわち発達障害との関連性が大きい」と、ツイッターで繰り返し述べています。発達障害者の犯罪を意識した発言とみられます。

ちなみに、全米ライフル協会＝ＮＲＡ（National Rifle Association）とはどんな組織なのか。サイト『知恵蔵』の解説から要点を拾うと以下のようでした。

アメリカ合衆国における市民の銃所持についての権利を保護することを目指す同国有数の圧力団体。バージニア州に本部を置き、「銃は人を殺さない。人が人を殺す」をスローガンにし、市民が銃を持って武装し自己を守ることはその権利であると主張する。会員数四〇〇万人以上。銃器メーカーや販売店などの法人会員から多額の資金を得てロビー活動を活発に行っている、と記されています。

このスローガンの後半の「人が人を殺す」のフレーズは、大変意義深いことだと思います。人を殺す若者を増やしてしまった何らかの原因を、この国が作り出してしまったことに他ならないからです。

その有力な原因の一つが発達障害の激増です。

発達障害の急増は否定できない事実

ワクチンの種類と接種回数の異常増加が発達障害急増を招いた

日本では毎年、文部科学省によって、通級による指導を受けている児童生徒数の調査を実施しています。そのデータから作成した経年変化のグラフは、第2章の図9に掲載済みです。通級指導教室とは、一般校の通常学級に在籍する子どもたちが定期的に通う少人数クラスのことです。通常学級の一斉指導では学びにくいことを補助的に学ぶ教室です。特別支援教育のうちの一つです。この図からも発達障害の子どもの比率が上昇していることが分かります。

川柳に「病名を増やし続ける医の進歩」と詠まれていますが、その代表が予防接種の乱用であることはもはや疑いようがありません。今の日本はワクチン開発、欧米製品輸入、多数ワクチンの同時接種を推進しています。このままいくと、日本はアメリカなどと並んで発達障害「先進国」の仲間入りをする可能性が高いとみることができます。

すなわち発達障害の増加を示す社会情勢が生まれているのが現状といってよいでしょう。ネット上ではわが子の発達障害を心配して無数の質問があふれています。

二〇一一〜二〇一三年における厚生労働科学研究（研究代表神尾陽子）では、ワクチンへの言及は一切ありませんが、概略以下のような報告が行われています。テーマは「就学前後の児童における発達障害の有病率とその発達的変化」というものです。多摩地域の保育所・幼稚園の年中児クラス在籍の幼児を対象に、複数回の縦断調査を行った結果となっています。それによると、四〜五歳児におけるＡＳＤ（自閉症スペクトラム障害）有病率は三・五％で、従来研究よりも高い値だったとしています。さらに、四〜五歳のＡＳＤ児の八〜九割に精神障害の合併が認められたといいます。この値は、これよりも年長の学童を対象にした海外の大規模研究の結果とも近似していたことは、特筆すべきことだと述べています。

しかも、多領域に及ぶ複数の障害の合併が大部分を占め、睡眠や協調運動など運動面にも及ぶことを確認しています。発達障害児によくみられる多動、不注意、情緒不安、不器用、不規則睡眠など精神症状全般にわたっていたことも指摘しています。

四〜五歳以上の発達障害ハイリスク児の発見と支援に際しては、合併している症状を見逃さないように包括的な評価とそれに基づいたニーズ把握の必要性を強調しています。

現在までに、自閉症の発生頻度の調査らしきものはほとんど見られないのが実状です。この病気の性質上、原因を隠さなければならない何らかの理由が存在するとみられます。予防接種と健康被害の因果関係解明をまともにやろうとしないのは、厚労省、医療側にある基本的隠ぺい体質によるものです。

自閉症のワクチン原因論否定に悪用されているグラフ

二〇〇五年当時、横浜市総合リハビリテーションセンターに勤務していた本田秀夫さん（現・信州大学教授）は、研究テーマ「自閉症は増加しているのか――横浜市における発生率調査より――」（二〇〇五年）において、以下のように、ワクチンは自閉症に関与していないと主張しています。同医師はまず、同データに基づいて図13のグラフを作成した上で、信じがたい曲解を織り交ぜて両者の因果関係否定論を展開します。

すなわち、ＭＭＲワクチン（麻疹、おたふく風邪、風疹）接種のみで自閉症ワクチン原因論を否定するといった基本的な誤りを冒しているのです。

この横浜市データは今日、ワクチン原因論を否定する医学者らが、最後の自己弁護の拠り所として必ずと言っていいほど利用しています。

このグラフに基づいて本田さんは、他の多くのワクチン接種に言及することなく、ＭＭＲワクチン中止後に自閉症はむしろ増加したのだから、このワクチン接種と自閉症の発症は無関係であるとの結論を導き出したのです。事はこれだけでは収まりません。この論文を奇貨として、製薬企業や医師会などのワクチン推進者たちは、ワクチン接種と自閉症との因果関係が無いことはすでに解決済みだと、ネット上などでしきりと宣伝しています。

前記横浜市のデータに基づいて本田さんは、ＭＭＲワクチン（麻疹、おたふく風邪、風疹の三種混合ワクチン）の接種率が下がっても自閉症発症率は下がるどころか逆に増えていると主張して

図13　横浜市におけるMMRワクチン接種と自閉症発症率を示すグラフ（横浜市港北区）

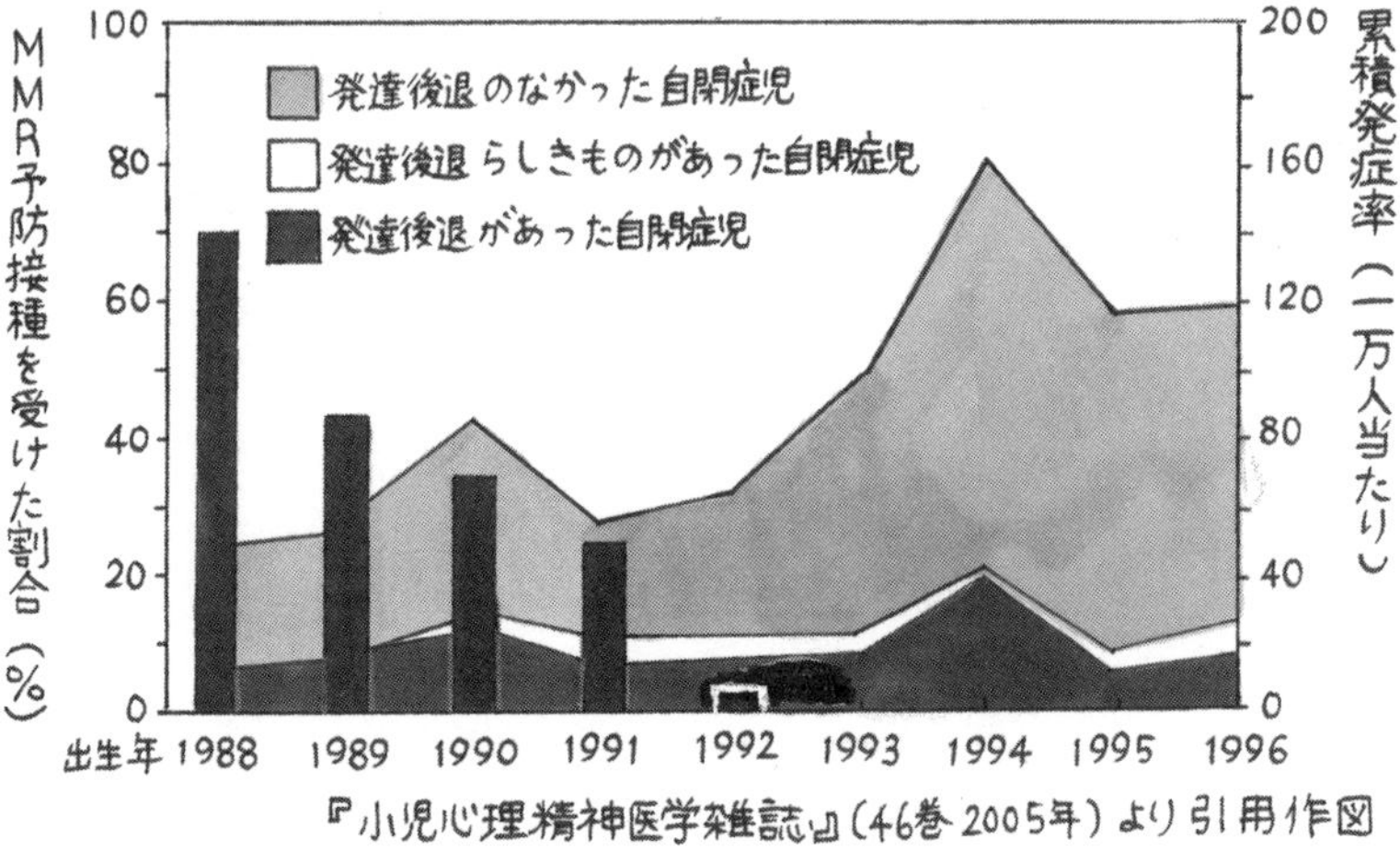

います（ちなみにMMRワクチンは別の理由で日本では一時接種が中止された。現在はおたふくかぜワクチンだけは、個別に実施）。同氏の見解は一見もっともらしく書かれているので、乳幼児ワクチン接種数の年代別推移を知らない読者の場合、いとも簡単に騙されます。

本書第1章で詳述したとおり、自閉症を含め発達障害の原因は、MMRワクチン一つの問題ではないのです。多くのワクチンとそれぞれに含まれる種々雑多の添加物がBBB（血液脳関門）を通過することによって脳内に侵入し、脳内ミクログリアを慢性活性化させるのです。それによって、主に大脳皮質の持続的な非発熱性慢性炎症を引き起こします。すなわち、神経細胞相互の伝達異常が発生します。これが発達障害の正体なのです。MMRワクチンにのみ原因論を矮小化して自閉症急増問題をごまかすの

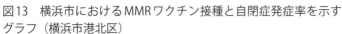

図14　横浜市における療育手帳新規交付者の推移

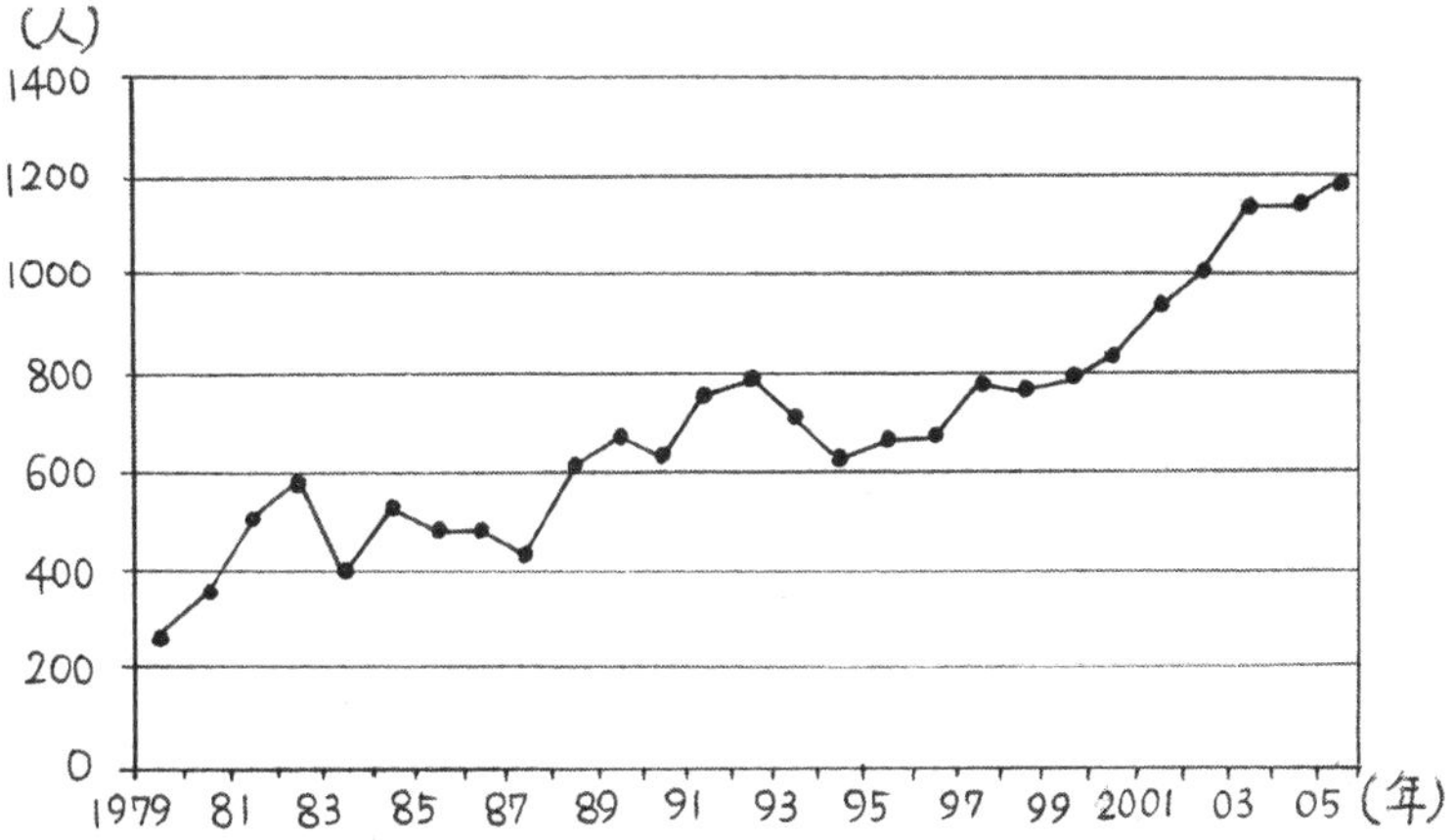

が、同医師をはじめとする接種推進側の手口であることをまず知っておきましょう。

ちなみに、本田さんはＮＨＫテレビなどの特集番組にも時々登場します。長年の発達障害医療の経験に基づいて興味深い発言をしています。真の原因論は置き去りにしたままですが、発達障害は生まれつきの疾患だから、病気というよりはむしろ個性であり、治療で治そうとしてもうまくいかない。したがって、「治療しない診察」を行っていて薬はほとんど出さないそうです。ありのままの姿、成り行きに任せて、学校や社会生活に適応できる方法を探るのがよいと説いています。

要するに、ＭＭＲワクチン接種率の低下に合わせるかのように、別のワクチンが次々に開発され、それらがどっと幼い子供たちに接種され、自閉症発症の素地が一気に作り出されたのです。増え続けたワクチンは従来の接種年齢内に収まらず前倒しされ、現在では生後二カ月から何種類もの混合ワクチンが打たれています。

これを裏付けるもう一つの資料が、横浜市における療育手帳新規交付者の急増です。一九七九年の年間二〇〇人から二〇〇五年の一二〇〇人へと著しく増加しています(図14)。

療育手帳とは、知的障害者、知的障害児に発行される障害者手帳で、知的障害のある方が療育などの補助を受けられるよう、様々な制度やサービスの利用をしやすくすることを目的に発行されている手帳のことです。また、療育手帳は法で定められた制度ではなく、都道府県知事が発行する障害者手帳です。自閉症などの発達障害においては、知的障害を伴う場合は療育手帳を取得することができます。

今日のワクチン政策は、アメリカ医療のグローバリゼーションの一環

現在、ワクチンの世界標準が作られつつあります。これはアメリカ標準とイコールと見てよいでしょう。かつてアメリカは比較的自由なワクチン接種でしたが、近年は全く違ってきました。真に憂慮すべき事態です。大半の感染症のワクチンを作ることが目的化されています。決められたワクチンを接種していないと、学校へ入れない。日本から行く時も同様。どんな病気もアメリカが判断して、なくしたほうが良いか否かを決めます。このアメリカ(世界)標準に合っていないと恥ずかしいと日本の専門家は平然と唱えています。アメリカが常に干渉してくる異常な現状といえます。

今日のアメリカは、自国内で大量接種するだけにとどまらず、大量生産されたワクチンを日本などに押し付けています。大手製薬メーカーの大々的な販売戦略に、日本の製薬会社、あるいはワクチン接種関連団体がそのうまみを吸い取るために、つまり利益を上げるために便乗しているのは間違いありません。ワクチンは定期接種化されると、その薬剤料、手数料ともに、ほとんどが公費で賄われるからです。個人の負担が少なければ接種率が大幅に増えるのは当然のことです。副作用被害が出ても税金もちです。

日本がワクチンの実験場

原爆投下以来、放射能で日本は実験場にされているとみることもできます。ワクチンも同様で、日本が実験場を買って出ています。

これには深いわけがあって、外国では高価で使えないものが、日本は保険制度が進んでいて診療のついでに巧みに勧め、バンバン打っているからです。

アメリカは日本をワクチンの実験場にするため、巧妙な手を打っています。よって、アメリカの影が絶えず付きまとっています。

日本には予防接種推進議員連盟があって、欧米の新ワクチンの実験のサポート役を担っています。日本の保険制度がうまく利用されているのが実態です。

二〇一七年は主にアメリカ製の子宮頸がんワクチンに一〇〇〇億円が手当され、その翌年も五〇〇〇億円が手当てされるなど有効性の根拠が極めて希薄な上に副作用被害が後を絶たないワクチン接種への浪費が続いています。

自然治癒力を認めない今日のアメリカの攻撃的医療の行き着いたところ

病気は医療の力で治すというのが欧米医学の根本命題といってよいでしょう。言い換えるならば、今日のアメリカ医学は、攻撃的な医学に成り下がっているということです。したがってあらゆるところで、過剰な医療、投薬が行われています。イギリスはもっとひどいと言われています。近年、日本の小児科医の間で、ワクチンと禁煙運動がセットになっています。多くの政党が、ワクチンの無料化と接種拡大に積極的というのは皮肉なことです。内外の製薬メーカーに奉仕しているのと同時に、発達障害急増に一役買っているからです。

その上、発達障害のワクチン原因を証明してくれる医者はいません。

一方、ワクチン推進者が国際的に団結していて、ネット上ではワクチンを奨めない医者は親を虐待しているとさえ書かれる有様です。

八王子市で開業している小児科医の山田真さんは、次のように述べています。「アメリカは階級性が進んでいて、医療を受けられる階層はワクチンを強制されていません。医療を受けられない階層が病気を広めるからと、ワクチンを強制されているという信じられないお話しがあるのです。日本では今、若い医師が大学でワクチン一辺倒教育に洗脳されているため、ワクチンを正しく捉える姿勢に欠けていて、私たちの仲間に入って来なくなって、大変困った事態になっています」（二〇一八年ワクチントーク全国集会報告）。

現在、大学医学部では、ワクチンの副作用教育がほとんどなされていないのが現実なのです。

最近のワクチンを巡る異常事態

山田さんは臨床医の見地から、今日のワクチン行政に警鐘を鳴らし続けています。とりわけ、ロタウイルスワクチンの登場にはびっくりしたと言っています。そのわけは、ロタウイルスなどの胃腸炎の治療上の扱いが根本的に間違っているからです。最近は胃腸炎に対して点滴ができているし、ちゃんと飲ませる方法が確立しているからです。アメリカは医療費が高くて病院にかかれない階層があるため、ワクチン一辺倒に陥っている危険な国です。アメリカではワクチン訴訟から製薬会社を守る法律までできているのです。

一方、日本では医療費が安く容易にかかれるので重症化しなくなっているのです。だから医療で子どもたちをしっかりガードができているのに、必要のないワクチンばかり作って製薬企業、医療関係機関の営利が常に図られているのです。第一三共製薬とグラクソ・スミスクライン社が合弁するなど日本が新型インフルエンザワクチンや子宮頸がんワクチン・サーバリックスの植民地同然の状態に置かれています。前者は世界の四分の三、後者は同四分の一を我が国が消費する異常事態となっています。こうしたワクチン爆買い政策は原発を推進するために、風力、太陽光、水力などの再生可能エネルギー開発をおろそかにするのと似ています。

今日、「ワクチンを受けるのが当たり前」というのが日常的に報道されています。生後二カ月から始まるワクチンスケジュール通りに受けないと医師からしかられたり育児放棄などのレッテルを貼られる事例も後を絶ちません。インフルエンザ新薬の報道も同様です。二〇一七年になってタミフルと同類の新薬〝イナビル〟が、さらに二〇一八年からは〝ゾフルーザ〟が大量に使われるようになりました。これは実績も根拠もないのに安全と思い込まされているというのが実体です。タミフルおよびそれにひき続く新薬の服用で異常行動が起きることがありますが、インフルエンザの罹患それだけでは、ベランダから飛び降りたり、トラックにぶつかっていったりなどといったことは、あり得ないことです。ところが、実際タミフルでは起きてしまっていることにその危険性の真実味が現れているのです。

インフルエンザワクチンの学童への集団接種は、その無効性と副作用被害の多発によって、中止に追い込まれたのですが、当時の厚生省はワクチンメーカーの経営不安を救うために、ワクチン推進派の意向を全面的に取り入れ、「感染は防がないが重症化を防ぐ」などという論理を作り出して、高齢者をターゲットに、再びインフルワクチン大接種時代に突入したのです。さらに二〇〇九年の新型インフルエンザ騒動のドタバタ劇を千載一遇のチャンスと捉えた英米両国の大手製薬メーカーからは、インフルワクチンのみならず、肺炎球菌、ヒブ、ＨＰＶワクチンなど次々とワクチンの購入を迫られ、わが国はワクチン大量輸入時代の道を歩むことになったのです。

我が国推進派による「ワクチン後進国」のレッテル貼り

このような状況になっているにもかかわらず、わが国の医師会や製薬メーカーなど、熱心なワクチン推進者らは、いまだに「ワクチン後進国」などのレッテルを貼り続け、大々的にＶＰＤ（ワクチンで防げる病気。vaccine preventable disease）へのワクチン導入宣伝を行っています。その結果、子宮頸がんワクチンなどにみられるように、多くのワクチンで深刻な健康被害を発生させています。

最近出された『ワクチン学』（山内一也、三瀬勝利著、岩波書店、二〇一四年）には、「ワクチン後発国から脱却するための入門書」などの副題がつけられています。「ワクチンは医学史上最高の発明品だが、副作用は避けられない」「医療分野におけるワクチンの貢献は確実に抗生物質の貢献を上回っている」などとんでもない思い上がりとウソが記されています。実のところ予防接種とは、危険と隣り合わせの「医療」であり、その根拠は、ワクチンはどういうプロセスで体に入るか、つまり、自然界では起こりえない行為であることを肝に銘じるべきです。病原体などの異物が体に侵入しうる場所は普通、呼吸器と腸管であり、そこには綿密な防御機構が備わっています。

第１章で詳述したように、多数の化学物質、生物製剤を含んだワクチンが直接血中に注入されると、マクロファージおよび脳内のミクログリアが処理しきれなくなりパニック状態に陥ります。とりわけ、血液脳関門の未成熟な乳幼児が危険に曝されるのは言うまでもありません。いきなり血中に各種添加物を含む異物が侵入することなど危険この上ないことというべきです。したがって、必ず副作用被害が発生するシステムが予防接種だということになります。

アメリカという国は、農産物、医薬品など自国で大量生産したものを日本に押し付けることを繰り返し行ってきました。ＴＰＰがその代表であり、「環太平洋パートナーシップ」の名の下、わが国の農業を破壊することを平然と行っています。ワクチンでは、「フルワク」「子宮頸がん・ガーダシル」など米国企業の利益の受け皿にされています。米国内の反ワクチン運動によって、自国での販路が暗くなっていることも要因となっています。

アメリカの接種推進派と反対派の戦いは百五十年前の状況と酷似

近代アメリカの予防接種強制政策は一八〇〇年代末期にピークに達していました。今日のワクチン強制の嵐と比較して、シェリー・テンペニー博士は『ワクチンに「NO!」と言おう』の中で以下のように述べています。

「一八〇〇年代末期の予防接種支持勢力と予防接種反対勢力との戦いの状況は、今日の状況に酷似しています。その歴史を遡ると既に一八〇九年、マサチューセッツ州は米国で最初の義務的予防接種法を承認しました」

そして一八五〇年、学校の必要条件として予防接種の義務を要求した最初の州となりました。その当時の国の法令によって、「公衆衛生または安全に必要な時」という天然痘予防接種の権限を市の保健委員会に委ねたのです。例えば同州のケンブリッジの保健委員会は、全市民が予防接種を受けることを義務付ける条例を採択しました。さもないと健康な人は五ドルの罰金を支払うことが盛り込まれていました。

条例に抵抗したマサチューセッツ州のわずか四人のうちの一人が、ヘニング・ジェイコブソン（Henning Jacobson）牧師でした。彼は自分と息子が、以前の予防接種で重度の副作用被害に遭ったと主張しました。そして流行の間も再度の接種を拒否しました。州法では、予防接種により危険な状態にある子供の場合は、医学的見地から接種免除が許可されました。しかし、大人の場合は除外の対象になりませんでした。ジェイコブソンは強制的予防接種について次のように論じました。「それは、不合理で、独断的で、強圧的です。それゆえに強制接種は、自分自身の体と健康を最善の方法で守ろうとしているすべての自由人の固有の権利に敵対するものです。そして、そのような法律の遂行は、予防接種に反対する人々への挑戦です。さらに、どんな理由であれそれは、ほぼ人間性への暴行に近い」、と。

下級裁判所で三回敗訴したため、一九〇五年、ジェイコブソンは連邦最高裁判所に提訴しました。一九〇五年、最高裁は「画期的裁定」を下しました。各州は、もしも予防接種が病気から集団を守るのに最善の方法だとみなした場合には、そこの住人に対して予防接種を強制する権利が与えられたのです。結果として、ジェイコブソンの裁定は、個人の権利と、感染症とそれらの流行から市民を守るための政府の役割との相互関係を、今日に至るまで定義づけることになりました。

ジェイコブソン事件は、個々人の体に関する自己決定権を制限する米国史上最初のケースとなりました。裁判所は、いかに感染症をコントロールするかは、必要と思える場合は、警察権力の導入も含めて、それぞれの州議会の特権事項であると断言したのです。

医師たちはワクチンの最大の支持勢力――健康の名による血液汚染

アメリカでは、予防注射は子どもたちを守る唯一の方法と言われていて、予防接種を受けない子どもたちは、コミュニティーを危険にさらすと考えられています。小児科医による強硬な推進は、予防接種の払戻金が彼らの収入のかなりの部分を占めているので、別個の利害対立を生み出しています。

良心的役割を演じている代替医療の開業医たちは、洗浄した羊の赤血球や鶏の細胞、牛や猿のたんぱく質が残っているワクチンに反対しています。ホリスティック（総体論）医学の提供者らは、かなりの量のホルムアルデヒド、グリセリン、グルタミン酸ナトリウム、およびフェノキシエタノール（不凍液）について深刻な懸念を表明しています。合計一〇〇種類以上もの化学薬品の中から必要なものがワクチンに添加されています。健康の名による血液汚染が、今日も続けられているのです。

ワクチンへの添加物の危険性に気づいている多くの人々により予防接種の安全性が争われているにもかかわらず、全国的な予防接種のデータベースは、全州すべての子どもたちに予防接種が行われるための方策として構築されています。

意味深いことに、予防接種の必要性に関する不当な決定がなされたために、政府介入についてのより多くの強硬手段が、部分的ではあるが増大してきました。これには、メリーランド州の公衆衛生当局の二〇〇七年十一月の決定も含まれています。この決定は、予防接種をわが子に受けさせない怠慢な親の保護から子どもたちを引き離すためのものです。すなわち、一一〇〇人以上の子どもの親たちが、中学校へ上がるのに水痘とB型肝炎予防接種を必要とした予防接種法に従わなかったことで裁判所への出頭を強制されて、「法律違反」のかどで刑事責任、罰金および最高十日間の刑務所拘留を科すと脅されたのです。

これらの動きにあわせるかのように、最近の数年間にわたって、政府当局と全てのワクチンの拒否権を削除しようとする「ワクチン免除法の廃止」を叫んでいる予防接種を支持する医師らによる公衆衛生雑誌が、ますます多く発行されてきました。今日のアメリカのワクチン推進者らによるこのような行動は、常軌を逸していると言うほかありません。

さらに、ワクチンを打たない子は診療を拒否されるのです。ここまで来ているのが近年のアメリカのワクチン情勢となっています。例えば、フロリダ州の「ジョンズ・ホプキンズ すべての子ども病院」は、子どもがワクチンを受けなかったり、行政のワクチンスケジュールに従わない場合、医療サービスを拒否すると両親に通告したといいます。

こういう動きが日本に入り込まないように警戒していく必要があります。基本的人権が冒されないように監視していくことが大切です。

第6章

発達障害が原因とみられる凶悪事件の多発

発達障害の元名古屋大生、無期懲役確定

二〇一九年十月十五日、最高裁第三小法廷は、当時十九歳だった被告の元名古屋大女子学生（二十四）に対して、高齢女性を殺害し、さらに高校時代には仙台市で同級生ら二人に劇物の硫酸タリウムを飲ませたとして殺人や殺人未遂に問われていた裁判で、上告を棄却する決定をしました。これによって、完全責任能力を認め無期懲役とした一、二審判決が確定しました。裁判官四人全員一致の結論です。公判では責任能力の有無が最大の争点でした。弁護側は精神鑑定結果に基づいて、発達障害と双極性障害（躁鬱病）による重度の精神障害があったとして、全ての事件で無罪を主張していました。発達障害者の犯罪に対する刑事責任能力認定の流れが続いていることを裏付けた判決です。

ちなみに、一審の名古屋地裁で被告は、判決の動機を「人を殺してみたかった」などと供述しているため、弁護側は心神喪失状態だったとして、無罪にした上で医療機関で治療を施すよう求めました。これに対して名古屋地裁判決は責任能力を認め、求刑通り無期懲役を言い渡しました。そして裁判長が、「刑務所の処遇で適切な療育に最大限の措置を講じられたい」と付言したというのです。発達障害と双極性障害を認めた上での判決であることを窺わせます。

控訴審公判でも被告は「一審判決の内容だと、人を殺さない自分になりたいという目的の達成が難しいと思った」など、「人を殺したい気持ちがまだある」ことをあからさまに供述しているの

です。この事件の名古屋高裁控訴審における被告の供述には「自己の中に他人がいない」といわれる発達障害者の特徴が端的に表れています。

新幹線車内殺傷事件の衝撃

二〇一八年六月九日夜、新幹線車内で恐れていた殺傷事件が起きてしまいました。各紙とも一面トップで報道しました。車内で二十二歳の男性が突然ナイフで女性の乗客に切りかかり、止めようとした三十八歳の男性が死亡、二十六歳と二十七歳の女性が頭や肩などを切られましたが、いずれも軽症でした。改めてこの疾患が身近に迫ってきていることを実感しました。犯人の男性はまだ童顔で、なんら悪びれた表情を見せていません。喜怒哀楽の表情がみられない、表情を変えないなどが今回の事件の犯人の特徴です。六月十一日付東京新聞によると、調べに対し「殺意があって人を刺した。むしゃくしゃしてやった。誰でもよかった」と供述したといいます。同乗していた四十歳の女性は、「犯人は一点を見つめているような顔、普通じゃない顔だった。秋葉原事件を思い出した」とのことです。自閉症スペクトラム障害の人は自分の中に「人目」がないのが特徴です。この疾患との関連を覗わせる所見です。

犯人の男性は五歳の時すでに、児童保育所から自閉症スペクトラム障害（アスペルガー症候群）の疑いを指摘されていました。二〇一七年の二月に、周囲の勧めで専門病院に二カ月あまり入院して、自閉症と診断されました。こうしたことからも、今回の事件への責任能力があるのかないのか、今後問われることは間違いありません。警察や検察の今後の出方を注意深く見守る必要があります。

同事件の判決公判

この事件の初公判が二〇一九年十一月二十八日に横浜地裁小田原支部で開かれました。翌日の東京新聞に掲載された小島一朗被告の法廷での発言を読んで筆者は、これこそまさに自閉症スペクトラム障害を地で生き、包み隠しのない被告の言葉だと実感しました。以下にその言葉を引用させていただきます。

起訴内容について「間違いありません。殺すつもりでやりました」。罪状認否では「見事に殺しきることができました」と答え、さらに検察官から凶器のナタとナイフを示されると、「刑務所を出てまた犯行を起こしたくなったら、新しいのを買う」と述べたというのです。自閉症スペクトラム障害を負った被告の心中は、「内なる他者を持たない」といわれるこの疾患の特徴を端的に表しています。

精神鑑定では、見知らぬ被害者に対して何の恨みもないのに残虐な殺傷に及んだ被告は「責任能力あり」としたのです。鑑定医の医師としての資質が問われる鑑定結果というほかありません。

本書で取り上げた幾つかの裁判の記録を見てもわかる通り、ほとんどの被告が取り調べ段階で、「人殺し体験」を希求するといった供述を行っており、裁判でも自己の刑の軽減を意図する趣旨の陳述をほとんどしていません。多くの自閉症スペクトラム障害を持つ被告の共通点とみることができます。

増え過ぎてしまった自閉症スペクトラム障害者の犯罪を前にして、一律に責任能力認定の方針を取らざるを得ない状況に、精神鑑定医並びに司法当局者が追い込まれた結果と見ることもできます。

発達障害への司法の無理解と被告のＡＳＤに翻弄された判決

十二月九日の論告求刑は、無期懲役でした。

同十八日の判決でも同じく無期判決が言い渡されました。法廷内は、求刑公判と同様に、以下のような前代未聞の状況でした。

予想された判決とはいえ、判決理由を読むと、被告からの無期懲役要求に対して、裁判官がそれを受け入れる姿勢がはっきりと窺える判決と言えます。発達障害の原因論はおろか、その急増に伴う犯罪増加など一切目もくれず、彼らの責任能力を最初から認めた不当判決としか言いようがありません。

すなわち、裁判長の判決言い渡しが終わって、被告は自席に戻るよう促されても従わず、その場で「控訴はしません。万歳三唱します」と述べ、制止を振り切って実行したのです。周囲への配慮ができないＡＳＤ被告のありのままの姿を示したものです。

この事件では、検察側、被告側双方が控訴せず、二〇二〇年一月七日に地裁の判決が確定しました。

川崎老人施設転落死事件裁判——死刑判決の不当性の考察——

川崎市幸区の有料老人ホーム「Sアミーユ川崎幸町」で二〇一四年十一月から十二月にかけて入所者三人を転落死させたとして、三件の殺人罪に問われた元施設職員、今井隼人被告（二十五）の裁判員裁判の判決で横浜地裁は二〇一八年三月二十二日、求刑通り死刑を言い渡しました。この判決の不当性の詳細を以下に記述します。

三月二十二日、横浜地裁において自閉症スペクトラム障害の被告・今井隼人さんに対する判決公判が開かれ、求刑通り死刑判決が言い渡されました。筆者はこの事件の真相を少しでも詳しく把握するために、三月一日の論告求刑と同二十二日の判決公判日に同地裁に行きました。抽選に外れたため法廷内には入れなかったけれど、あらかじめ模造紙に墨書しておいたスローガンを裁判所前の路上で掲げました（図15）。

「自閉症スペクトラム障害の今井さんに責任能力は問えません。今井さんは無罪です。自閉症スペクトラム障害の急増は乳幼児ワクチンの乱用が原因です。『生まれつき』の障害はウソです」

おかげで、裁判所前でこの判決の不当性を共有する方々と接点を持つことができ、ほかでは得られない極めて重要な情報を入手することができました。筆者がこれまで、乳幼児期のワクチン乱用と自閉症スペクトラム障害の密接な関連を追究してきた成果に基づいて、地裁判決を踏まえた上で、この事件の本質に迫りたいと思います。

図15　裁判所前の筆者

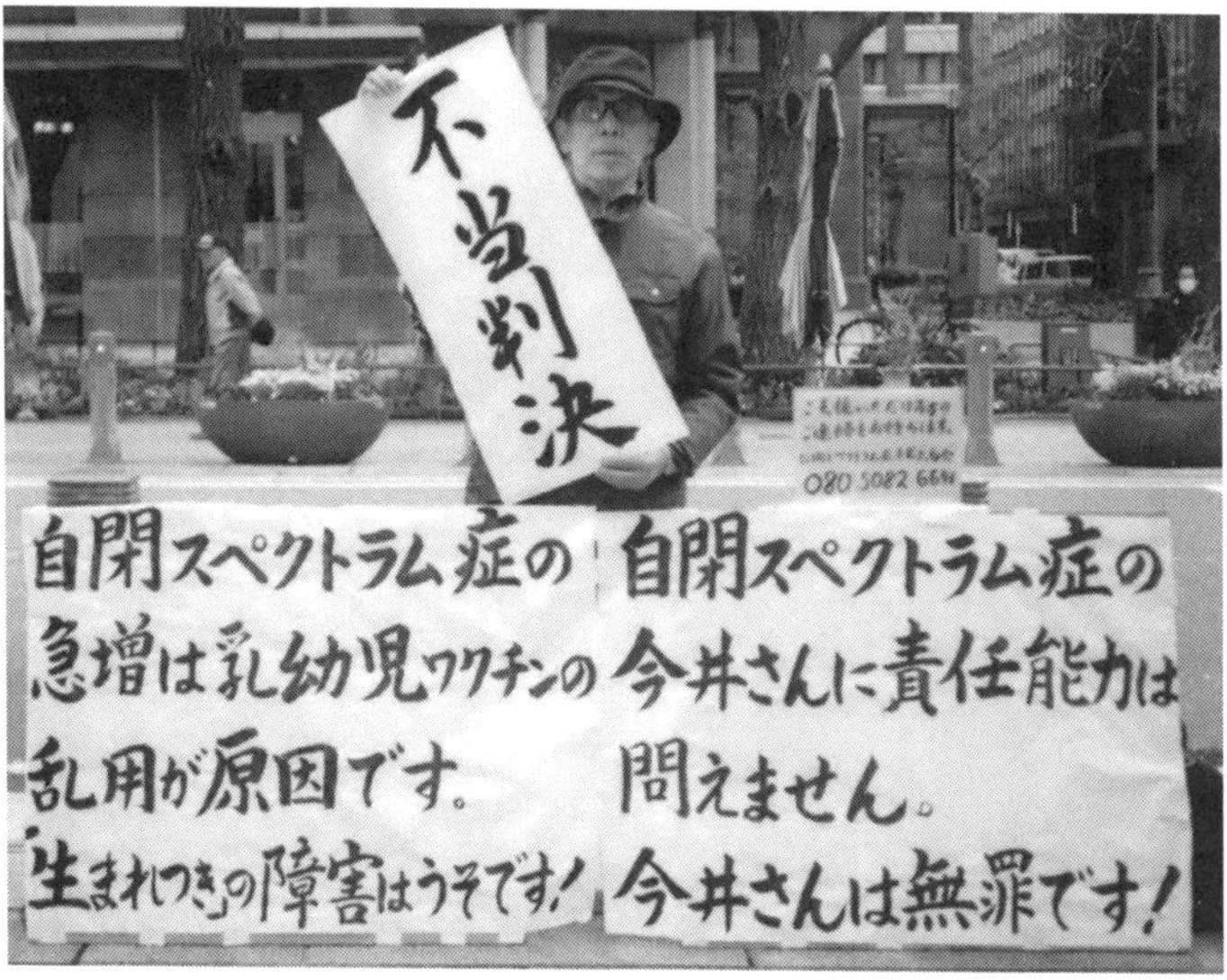

ちなみに、同月二十三日には名古屋高裁で、同病名の元名大生による殺人罪などにたいする無期懲役判決の控訴審判決公判が開かれ、控訴棄却が言い渡され、被告側の主張は認められませんでした。

検察主導の恐るべきスピード判決

川崎有料老人ホーム転落死事件では、検察側は凶悪殺人犯としての事実のみに論点を絞り、弁護側が自閉症スペクトラム障害（本件では主にこの名称を用います）の責任能力限定の証拠資料を集める時間的余裕を与えない作戦を取ったとみられます。そのために一月二十三日に初公判、三月一日に結審し、三月二十二日の判決まで二カ月足らずという異常な速さでした。弁護側も検察側のペースにはまる形となり、事実関係中心の主張となったため、検察側の主張を崩すことができませんでした。自閉症スペクトラム障害の責任能力が反映されない不当判決としか言いようがありません。

三人殺害の凶悪犯罪として、事実関係のみに争点をもっていきやすかった検察が主導権を握る状況が初めからありました。そのために責任能力上重要な要素となる自閉症スペクトラム障害の鑑定結果が判決に全く反映されていません。近年急増を辿る発達障害者にとって暗い一日となりました。発達障害者に反省の態度がみられないと言っても通用しません。次の鑑定結果によく表れています。

精神鑑定結果が抹殺された裁判

精神鑑定は今井被告の「解離性健忘症」を訴える弁護側の請求により、横浜地裁が二〇一七年八月から約三カ月間実施しました。鑑定を行った国立精神・神経医療研究センターの柏木医師は「被告に対人関係の障害や同一性への強いこだわりという特徴があり、自閉症スペクトラム障害だ」とする診断結果を説明。その上で、仮に入所者を転落させていたとしても、「状況の変化に極度の苦痛を感じる本疾患の特徴から、臨機応変の対応が必要な介護職に大きなストレスを感じ、三件ともベランダからの転落にこだわるなど、動機や行動パターンに障害が大きく影響している」とした。一方で、「一般的には、この病気で判断能力に支障を生じることは少ない」とも指摘しました。だが実際問題、この病気の人は、いったん窮地に追い込まれた場合などにパニックを起こしやすく、異常判断と異常行動を起こす可能性があることを意味しています。

川崎老人施設転落死事件裁判の判決公判において、渡辺英敬裁判長は犯行動機について、「日々の業務から生じた鬱憤が高じた」ため一人目を殺害し、その際の救命措置が同僚に評価されたことから「賞賛を得る機会」と考えて二、三人目を殺害したとしました。そして、首尾一貫しない弁解を繰り返し、反省の態度が全く見られない、と断罪しました。

この裁判長の指摘は、はからずも、自閉症スペクトラム障害の症状を言いあてていると思います。同じ場所から三回にわたって同じことを繰り返すこと、それがこの病気の特徴の一つ、「常同行動」（こだわり）です。極度のストレスに見舞われた際にそれから逃れるために、善悪の見境なく異常行動を繰り返す状況です。

この状態は想像力（イマジネーション）の質的障害とも言われ　興味の偏りが顕著であったり、パターン行動が多く、融通や応用ができないといった自閉症スペクトラム障害の特徴でもあります。

健常者であれば、二度三度と繰り返したら犯行がばれることは分かり切っています。一人だけの勤務時間帯ならばなおさらのことです。裁判でも自己矛盾を繰り返しています。自閉症スペクトラム障害者の行動パターンの特徴です。「賞賛を得る機会」との動機は検査側の一面的な考察と言えます。また判決文では、ＡＳＤ（自閉症スペクトラム障害）が一部の動機形成に影響したが、犯行への影響は限定的だったなどしていますが、そんなことが分かるはずもありません。もともとある自閉症スペクトラム障害の特質を理解していない不当判決としか言いようがありません。これは事件当時の心理状態は正常だったと主張する検察側の言い分をおうむ返ししただけの内容です。弁護側は、たとえ犯人だったとしても、発達障害のうちの自閉症スペクトラム障害があり、責任能力は問えない、と主張してきました。

判例として続く自閉症スペクトラム障害者の責任能力認定

自閉症・発達障害という名称が広く使われるようになったのは、この二十〜三十年位の事と思います。それまでにもある程度は存在していましたが、「自閉的傾向」といった用語がおもに用いられていたようです。ドキュメンタリー作家の佐藤幹夫さんは、自閉症、発達障害者の犯罪を取り上げた作品を多く書かれています。裁判の傍聴をし続けて、発達障害を抱えた被告たちの置かれた状況を直視し、有罪判決への疑問を投げかけています。

佐藤さんの作品の一つに『自閉症裁判――レッサーパンダ帽男の罪と罰――』(朝日文庫、二〇〇八年)があります。

同書の末尾に掲載されたノンフィクションライター・最相葉月《さいしょうはづき》さんによる解説が大変参考になると思います。それによると、「自閉症の人々が最も苦手とするのは、他者の視点に立ち自分を相対化すること」だと言います。「心理学的には『内なる他者』を持っていない。レッサーパンダ帽という奇異な格好は、自分の中に『人目』がないためと考えれば腑に落ちます。他者と自分の考えを区別することが不得手で、相手の言ったことがそのまま自分の考えと混ざってしまう。そのため取調官に異議を唱えられぬまま供述を採られた形跡もあった」と。今回の判決も自閉症スペクトラム障害者の責任能力を認定したこれら判決の延長線上にあったのは疑いの余地がありません。

発達障害者事件多発に司法が追い込まれた苦し紛れの判決

今井さんの自閉症スペクトラム障害は、精神鑑定結果からも明らかになっています。したがって、横浜地裁の公判の場面でも、その言動につじつまの合わないところが表面化したのです。この疾患に伴って生じた今井さんの言動の矛盾点を逆手にとって、裁判長は「不合理な弁解に汲々とし、反省の態度はみじんも見えない。極刑はやむを得ない」と非難しています。

近年、自閉症スペクトラム障害と診断された被告の大半が有罪判決を受ける状況が続いています。この背景には、専門家と称する方々による自閉症・発達障害者への責任能力肯定論が後ろ盾として存在します。

第2章で紹介した『発達障害』（文春新書）の著者で精神科医師の岩波明さんは、二〇〇〇年に愛知県豊川市で起きた当時十七歳のアスペルガー症候群の患者による主婦殺害事件を取り上げ、裁判所が刑事責任能力を認定せず、医療少年院送付の保護処分としたことを批判しています。これを弁護側の法廷戦略などと論評を加え、犯人はアスペルガー症候群の診断要件を満たしていないとの持論を述べ、裁判所の決定の不当性を訴えています。アスペルガー症候群とは、高機能自閉症、すなわち精神遅滞を伴わない自閉症スペクトラム障害のことです。

今井さんの判決のあった三月二十二日は朝まで豪雨でした。用意しておいた模造紙のプラカードスローガンなどとても広げられる状況ではありません。判決公判は幸い午後からの開廷でした。すっかり雨はやんで、目的を十分に果たすことができました。

当日、診療所は休診にしていましたので、臼田歯科医院専属の歯科技工士・津田賢次さんとともに横浜地裁へ行くことができました。他に支援者がいないことは分かり切っていました。稀に見る凶悪犯とされた今井さんを支援しろと言っても無理でしょう。誰かがしなければいけない、その第一歩として自分一人でゆくことを決めていました。津田さんが一緒に行ってくれたことは大きな力となりました。自閉症スペクトラム障害の真実が伝わらない世の中ですが、裁判の傍聴などを通じて横のつながりが広がっていくことを願っています。

自閉症スペクトラム障害裁判を取材・追跡した作家の本二冊より

ここでは事実に基づいて書かれた以下の二冊の本を主に引用させていただきつつ考察を深めていきます。発達障害が、まだそれほど多発していなかった時期、すなわち、まだそれほど社会的に認知されていなかった時期に、前述した作家の佐藤幹男さんが渾身のエネルギーをこめて書いた大作です。裁判における検察と弁護側の熾烈な闘いの様子が克明に描かれています。

『自閉症裁判――レッサーパンダ帽男の「罪と罰」』(二〇〇八年、朝日文庫)

「判例として続く自閉症スペクトラム障害者の責任能力認定」の項で概略を述べましたが、ここでは確定判決までの経緯を説明しておきます。

レッサーパンダとは、インドや中国奥地の高地に棲息する体長五〇~六〇㎝ほどの毛皮に覆われた動物。一見すると、タヌキやアライグマのような顔つきです。レッサーパンダ帽とは、レッサーパンダの鼻から上の頭の部分だけをかたどった帽子のことです。普通の帽子のようにかぶりますので、人の頭の額から上の部分をカバーしています。しかしその外見は、耳、目、鼻はレッサーパンダをまねて作られていますから、当然のことながら人目につきます。この本は、レッサーパンダ帽をかぶった男性（二十九歳）が起こした殺人事件の裁判を扱ったドキュメンタリー小説です。本章で詳述した川崎老人施設転落死事件の死刑判決の原点にもなった自閉症スペクトラム障害を持つ被告への有罪判決でした。

上記の風貌をした被告男性が、二〇〇一年四月三十日に浅草で一人の若い女性を包丁で刺し殺すという痛ましい事件が起きました。ところがこの男性は事件後もこの帽子をかぶったまま逃げ隠れせず、逮捕起訴され、結果的には無期懲役の判決を言い渡されました。

この裁判の進行状況は基本的な点において、今日までの自閉症スペクトラム障害裁判における供述調書重視の姿勢がはっきりと表れています。被告の自閉性障害が全く理解されないまま調書が作成されているということです。弁護側が主張したこの事件の被告の自閉性障害の特徴は以下のようでした。

・会話における語彙数が少なく、抽象的なことが理解できず、「なぜ」と理由を問われても答えることができない。
・コミュニケーションに大きなハンディを持っており、人との関係がうまく取れない。
・威圧的な強い調子で言われると、自分に非が無くても自分が悪いと思ってしまう。

・複雑なことを言われると、質問の意図を理解しないまま、頷いてしまう。

このような特徴から、被告は検察や裁判官からの質問に対してはっきりと否定したり、主張することができない状況に置かれていました。

裁判では、加害者が発達障害者であったため、検察側と弁護側が責任能力において激しく対立しました。二〇〇四年十一月二十六日、東京地裁は「弁護側が主張するように、被告が広汎性発達障害（今日ではこの名称は廃止され、発達障害ないしは自閉症スペクトラム障害と呼ばれる）に当たるとしても、完全な責任能力を有していたことは明らか」との奇妙な論理で、被告に無期懲役を言い渡しました。二〇〇五年四月一日、被告側は控訴を取り下げ、無期懲役が確定しました。

発達障害者に完全責任能力を認定したこの牽強付会判決が、その後の発達障害者犯罪への判例になったとみることができます。

『十七歳の自閉症裁判――寝屋川事件の残したもの』（二〇一〇年、岩波現代文庫）

同じく佐藤幹男さんが上梓した本で、自閉症スペクトラム障害の被告が起こした刺殺事件を取り上げたものです。大阪池田小学校事件（二〇〇一年六月八日）以来という学校を舞台とした殺傷事件が二〇〇五年二月十四日に、場所は同じ大阪の寝屋川市立中央小学校で発生しました。犯人は十七歳の少年で、同校の卒業生でした。同中央小学校の鴨崎満明教諭を刺殺し、二人の女性教員に重傷を負わせるという凶悪事件でした。

少年は捜査段階と公判中の二度の精神鑑定において、広汎性発達障害と診断されていました。

広汎性発達障害は当時、「特定不能型の自閉症」とも呼ばれていました。アスペルガー症候群とともに、知的な遅れを伴わない自閉症圏の障害です。ちなみに、少年は事件前の二〇〇四年には、グロテスクな加害空想などの症状があったため、精神医療センターの思春期外来に、アスペルガー症候群の疑いとの診断で月二回通院していました。この通院をきっかけに症状は少しずつ治まってきたと、同書は記しています。以下に裁判の概要のみ引用させていただきます。

「公判は十一回開かれ、弁護側は広汎性発達障害を前面に打ち出し、障害に対する治療以外、更生も贖罪もない、再犯防止にもなり得ない、そもそも検察官送致（いわゆる逆送）すべき事案ではなかった、と少年院への移送を強く求めていました。一方の検察側は、被害が甚大を極めていること、学校の安全を脅かしている点で社会的影響が重大であること、被害者の処罰感情が峻烈であることなどから、治療の前に刑罰に服すべきだ、と無期懲役を求刑していました」

判決公判は二〇〇六年十月十九日に開かれ、少年に対して大阪地裁は懲役十二年の判決を言い渡しました。大阪地検はこれを不服として控訴しました。

二〇〇七年十月二十五日、大阪高裁は一審判決を破棄、懲役十五年を言い渡しました。被告は閉廷後、「特に何ら不服はない。自分のやったことからすれば当然だと思う」と話したといいます。被告側弁護士は「裁判の長期化は避けたい」と上告しない方針を決定しました。検察側も上告せず、同年十一月九日、二審の大阪高裁判決が確定しました。

近所の主婦は、「父親は有名デパートで働き、母親は最近まで市役所でパートで働いていました。少年は、朝は犬と散歩に出ていましたし、引きこもっていた様子もありませんでした。三人の姉たちも頭がよく、有名大学に進んでいます。本人も大検を目指して図書館にも行って勉強していました。プレッシャーだったのでしょうか？　なぜあんなことを……」と絶句していたとのことです。

第7章

ワクチン乱用が原因不明の難病を作り出す

予防接種の低年齢化と接種激増が子どもたちの「原因不明」の難病を生む

自閉症などの発達障害と予防接種との因果関係は、もはや公然の秘密と言っても差し支えありません。

血液脳関門を通じての未成熟な生後間もない時期のワクチン成分の脳への侵入が主原因であることを、これまでの章で詳しく述べてきました。その上、ワクチン成分の中に血液脳関門に傷害を与え、この関門を開かせる成分も含まれているのです。

乳幼児へのワクチン乱用による被害は、発達障害だけにとどまりません。数十年前から流行り始めた原因不明とされているいくつかの難病にもその疑いがあります。川崎病、アトピー性皮膚炎、スギ花粉症、1型糖尿病、ALS（amyotrophic lateral sclerosis・筋萎縮性側索硬化症）などを挙げることができます。本書はこれら全てを詳細に記述するスペースはありませんので、今後の課題とします。

本章では、近年増加の一途をたどっている川崎病に的を絞って考察を深めることにしました

増え続ける川崎病の謎

二〇一七年に入って朝日新聞（一月七日）、NHKテレビ（二月十五日）と相次いで、川崎病に関する報道がありました。あまり馴染のない病気と思っていましたが、この三十〜四十年の間に患

者が急増していることが分かりました。一九六一年に小児科医の川崎富作さんが発見して、六七年に専門誌に発表したのでこの病名がつけられました。日本人に多発していて、患者数は二〇一一年が一万二七七四人、二〇一二年は一万三九一七人で、その後も上昇を続けています。おもに〇～四歳児が罹り、そのうち約三パーセントに心臓の冠動脈の重大な障害「冠動脈瘤」を発症する危険性があります。心筋梗塞で命を落とすこともありますが、未だに原因不明で片付けられたままです。この病気が発表されて以来、原因としてウイルスや細菌の関与が疑われ、その発見に全力が注がれたのですが、とうとう見つからなかったという事実があります。これを重く受け止めて、今後の原因究明が行われなければなりません。以下に朝日新聞などを参考にさせて頂いて記述します。

川崎病の主な症状

以下の六症状がこの病気の特徴――このうち五つ以上の症状が出ると川崎病と診断されます。

⑴　六日以上続く発熱、⑵　両目の充血、⑶　唇の紅潮、いちご舌、⑷　皮膚の様々な形の発疹、⑸　手足の固い腫れや紅斑、⑹　首のリンパ節の腫れ

このうちの二～五の四症状は末梢血管の循環障害が関与した病変と考えられます。⑹の首リンパ節の腫れは、リンパ組織が頭部、顔面、口腔内の病変産物の終末処理場としての役割を果たした結果と推測されます。上述のように、川崎病の最重症例が心臓の冠動脈瘤であることを考慮すると、血管構成細胞に栄養を送る毛細血管に何らかのダメージが与えられた結果と考えることが

できます。朝日新聞記事にも川崎病になると、全身の血管に炎症が起きると記されています。集約すると、全身の血管壁に起こる病変と考えられます。

川崎病の歴史（年）

一九六一　医師の川崎富作さんが最初の患者を診る
六七　川崎さんが症例をまとめた論文を専門誌に発表
七〇　旧厚生省の川崎病研究班が発足――全国疫学調査始まる
八一　医師らによる日本川崎病研究会（現・日本川崎病学会）が発足
八二　日本心臓財団川崎病原因究明対策委員会、川崎病の子供を持つ親の会が各々発足
九〇　川崎病研究情報センター（現・日本川崎病研究センター）が発足。九九年にＮＰＯ法人となる
九二　原因究明対策委員会が解散
二〇一五　福岡市立こども病院に川崎病センターが発足

日本になぜ異常に多いのか？

欧米諸国はワクチン産業大繁盛で、海外に大輸出しています。アメリカは中国でワクチンの大部分を生産しているそうです。そこで安く作ったものを日本などに高く売りつけているのです。自国でもワクチン接種大繁盛なのですから、当然川崎病も大発生してもおかしくないはずです。

ところが日本だけ多いというのが不思議です。

近藤誠著『ワクチン副作用の恐怖』（文藝春秋、二〇一七年）にその謎解きのヒントが記されています。同書では、特に一章を設けて川崎病を取り上げ、ワクチン接種との因果関係に言及しています。多くのワクチンと川崎病との関連を示唆していますが、とくに生後五～八カ月に接種されるBCGワクチンとの関係が具体的に述べられています。要点は以下の通りです。

日本での川崎病発症頻度は世界一であること、川崎病発症数には民族的な差異が顕著であり、欧米諸国では少なく、東アジアでの発症数が桁違いに多いこと、欧米諸国ではBCGの接種が行われていないが、日本・韓国・台湾・中国などは今でもBCG接種が行われていること、川崎病を発症するとBCG接種痕が赤く腫れあがる患児が多数いることから、川崎病がワクチンに起因する自己免疫疾患と考えられること、などが挙げられています。

さらに過去から現在に至るまでの経緯からも、わが国の乳幼児予防接種回数が異常に多いことが分かります。具体的には、世界に例のない全国一斉に行われたインフルエンザワクチンの集団接種の愚行と、そのあとすぐに一斉に始まった乳幼児ワクチンの乱用が川崎病発症の基礎になっていると考えられます。

原因究明したが不明、残る予防接種原因論は〝聖域〟につき侵入禁止

様々な免疫疾患に予防接種が関与していることは、多くの専門家からも指摘されています。ただし、個々の具体的な内容についての言及はあまり見られません。川崎病も症状の一覧表を見る

と、血管やリンパ管を中心とした全身的病変で、免疫疾患とみるのが妥当です。免疫疾患というのは体のいろんな部分に症状が出やすいので、原因不明として片づけるのに好都合なのです。専門家の方々は、ワクチン原因論は決して持ち出そうとはしません。予防接種という聖域をガードするためにあらゆる手を使ってくるでしょう。でもこんな聖域は壮大なバラックと同じで、いずれ木っ端みじんに打ち砕かれる時がやってくると思います。常識的に考えても分かることですが、乳幼児期のワクチンの乱用は、形成されつつある体の免疫機構を攪乱する危険性をはらんでいるからです。

薬害などの問題が発生して、薬・ワクチンを推進する側に都合の悪い原因が浮上してくると、「原因不明」として、究明をやめてしまうことはよくあることです。予防接種の副作用被害の場合もほとんどがこれで片付けられてきました。八二年に発足した川崎病原因究明対策委員会は、十年後の九二年に解散しました。それらを開発した企業・大学などの研究機関をはじめ、接種側の厚労省など行政関係者らが中心になって原因究明を行っているわけですから、公正な原因解明ができるはずがありません。川崎病を予防接種が原因とする薬害事件としてとらえ、被害者たちが団結して原因解明を推進してゆく必要性がますます高まっています。このことが真実を解明し、この病気を減らすためのスタートになると思います。

乳幼児ワクチンの急増と川崎病急増のグラフがほぼ重なる

一九四八年に予防接種法が制定されるとともに、年を追うごとに対象疾患が増え続けてきまし

図16　0～4歳児10万人あたりの患者数の変化

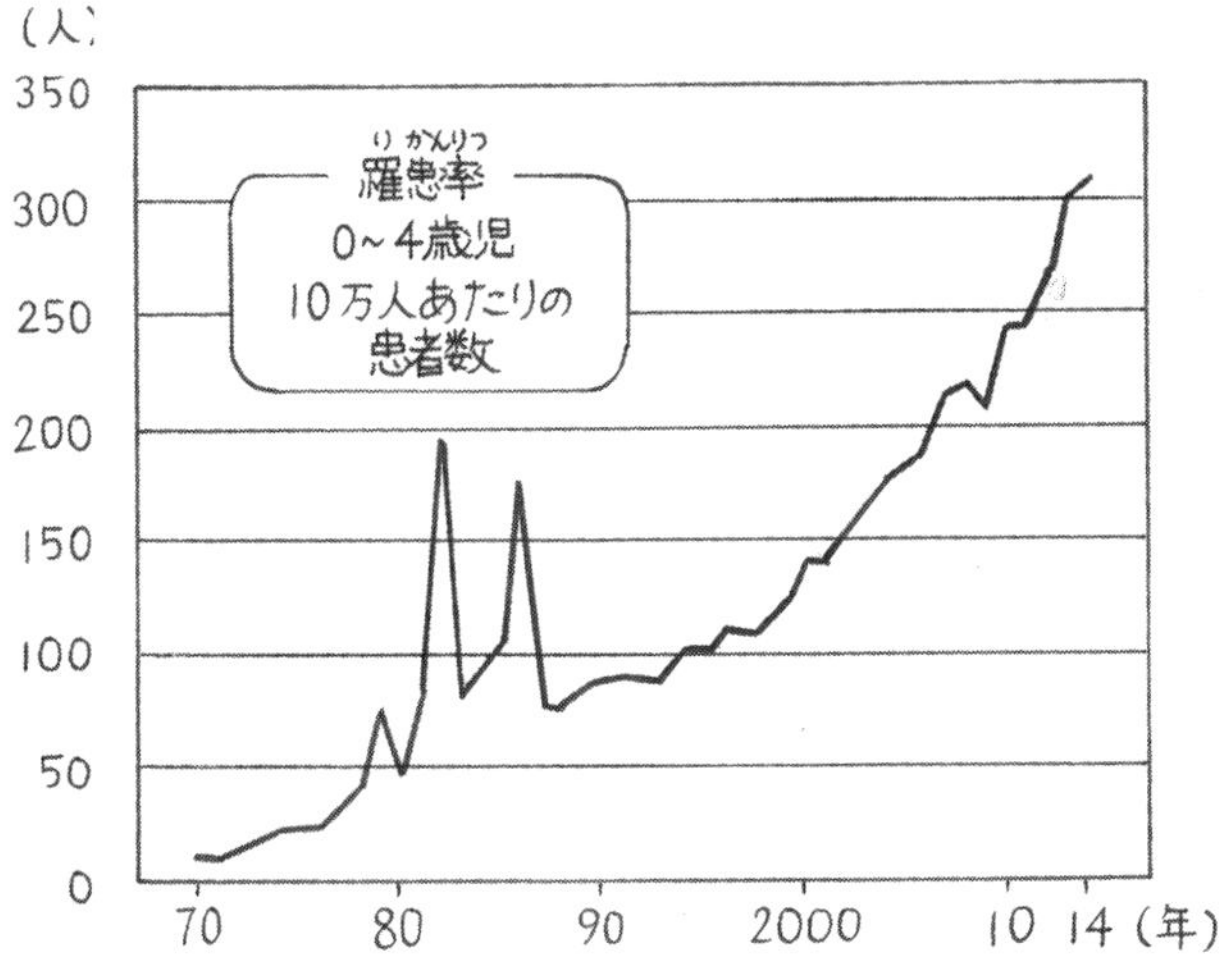

図17　川崎病発症年齢分布（2013～2014年平均）

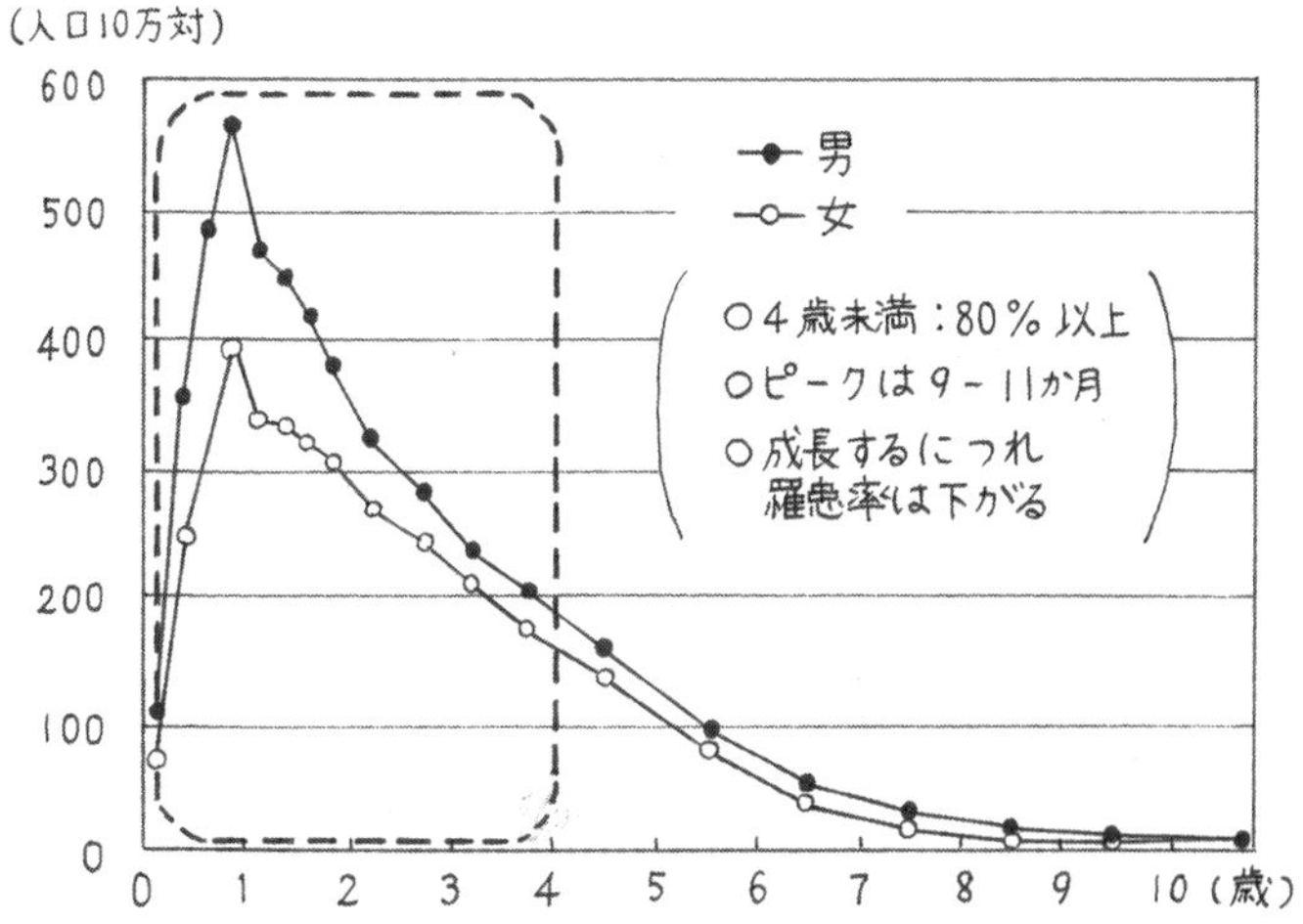

図16、図17共に第23回川崎病全国調査成績より引用作図

た。それと同時に、それらワクチンをすべて実施するためには、接種年齢を前倒ししなければ納まりません。現在、生後二カ月から接種が始まっています。川崎病が増え始めた一九七〇年代後半には、混合ワクチンを含めて一〇種類前後に上っています。その後接種総数は一直線に増加を続けました。二〇一四年時点で、川崎病の年間患者数が一万五千人を超えました。ここ数十年の予防接種総数増加と川崎病の急増グラフは、ほぼ重なり合っているとみるのが妥当と思われます（図16）。

一方、二〇一三年から二〇一四年にかけての川崎病罹患率の年齢分布（図17）をみると、四歳未満の低年齢児の発症が約八五％を占めています。その年齢ピークは九～十一カ月の乳児に集中し、その後急速に低下していることが分かります。これらのグラフから読み取れるのは、生後二カ月から始まる乳幼児ワクチンの乱用と川崎病発症の関係を暗示しているとみるのが自然です。免疫組織が未成熟な〇歳児に、病原体抗原およびその断片と添加物まみれのワクチンが十三回も打たれていることと無関係とみる方がかえって不可解です。

さらに、二〇一七年九月に発表された第二十四回川崎病全国調査成績には各都道府県の年度別罹患率が掲載されています。二〇一六年の〇～四歳児人口一〇万人に対して一四八人～三七八人の範囲に分布していて、平均が三〇九人となっています。その上、全国的に見た地域的偏在性がほとんどないといえる状況です。

故高橋晄正さんが半世紀前に既に指摘

川崎さんによると、「川崎病になると、全身の血管に炎症が起きます（約三パーセントの頻度）」。

「特に心臓の冠動脈に炎症が続くと、こぶ（瘤）ができることがあり、血栓の発生につながるケースもある」とのことです。無治療のままにしておいた場合、三〜四人に一人の割合で心臓の冠動脈病変を合併すると言われています。本来高齢者の病気のはずだった動脈瘤が、乳幼児に高頻度にできるなど到底信じられないことです。全国一斉に行われている何らかの原因を示唆しています。

予防接種副作用被害の〝バイブル〟ともいえる『危険なインフルエンザ予防接種』（農文協、一九八七年）において高橋さんは、予防接種被害に基づく動脈瘤の医学的根拠を明確に指摘しています。予防接種の副作用被害には、脳、肺、肝など個別の臓器の細胞変性を引き起こすタイプと、臓器に関わりなく全身に分布する結合組織の変化を中心に起こるものとに大別され、後者がいわゆる膠原病に相当するといいます。その第一に掲げられているのが「結節性動脈周囲炎という全身の各臓器の中小動脈の広範囲にわたる炎症性変化である」と。

この病気の発生機序について、筆者の大学院研究テーマ・上皮組織の再生機序を参考にすると以下のようになります。皮膚や腺、血管内皮を覆う上皮系細胞は、その組織の働きを行うとともに、その組織全体を守るために必要不可欠の存在です。ところがその表皮が何らかの損傷を受けた場合、損傷部位に接した上皮細胞がまず、二十四時間後に遊出と分裂を開始します。膠原繊維からなる結合組織を作る繊維芽細胞は、約一週間たたないと増殖しない仕組みができています。上皮細胞はデリケートなため、何らかの損傷を受け続け分裂・増殖ができないでいると、雑草のように強い繊維芽細胞が先に増殖してしまい、上皮細胞は増殖できなくなるのです。

このことは、乳幼児など、組織が未成熟な場合、込み入った添加物を含むワクチン成分によって血管内皮細胞がダメージを受け続けると、上皮の再生が不可能になることを示唆しています。したがって、それに乗じて繊維芽細胞が急速に増殖を開始するのです。よって、血管の機能を十分に果たせない線維ばかりの血管が出来上がる危険性をはらんでいます。このようにして結合組織の塊を形成したものが、結節性動脈周囲炎にほかなりません。すなわち、酸素や栄養を体の臓器・組織に十分に届けられる健全な血管ではないということになります。これが川崎病の正体だと思います。

上記NHK番組では、出演した小児の冠動脈の造影撮影の画像が放映されました。結節状に肥大した冠動脈がはっきり確認できました。激しい運動など心臓に負担のかかることは一切ダメ。子供にとって大変つらいことです。大人になった患者では、外見上は何もなくても、十分に仕事ができず、怠け者と思われやすいと言っていました。

結節性硬化症について

結節性硬化症とは、心臓、皮膚、脳、腎臓、肺など全身の様々な場所にみられる良性の腫瘤(結節)を伴った疾患です。この病気の約八割の人にてんかんの発作が見られるといいます。非常に高い頻度で脳神経系の合併症を伴っています。また、てんかんに関係なく精神神経症状(自閉症スペクトラム障害、ADHD、学習障害など)が現れることも報告されています。年齢によって発現する症状が異なり、またそれらの症状の組み合わせや重症度が患者によって千差万別なのが結節性硬化症の特徴です。今のところ完治への治療法はないため、薬物療法で症状をコントロールすることが一般的に行われています。

この疾患は、川崎病類似疾患と考えられます。川崎病の中でも症状が重くなった場合に起こりやすい心臓の冠動脈瘤（約三パーセント）の本体も、結節性硬化症の一類型と考えられます。これは血管壁の線維性細胞の異常増殖に伴って心臓の冠動脈などに結節すなわち、瘤《こぶ》が作られた状態です。瘤というのは線維性細胞でできているので、硬いのが特徴です。すなわち柔軟性がないため過度の圧力が加わると破裂する危険性があります。重要な動脈が破裂すれば命に危険が及ぶのは言うまでもありません。さらに問題は続きます。

この結節性硬化症の人のうち、その約二〜五割がＡＳＤ（自閉症スペクトラム障害）を持っています。すると、その頻度は極めて高いことになります。

本書ですでに明らかにしたように、ＡＳＤが乳幼児予防接種乱用の副作用被害であることを鑑みるならば、結節性硬化症もまた乳幼児予防接種乱用との密接な関係を示唆しています。これを裏付ける資料が『小児科臨床ピクシス３』に以下のように記されています。「結節性硬化症患者と一般集団における発達障害の頻度」と題するもので、それによると、「精神遅滞や学習障害が、結節性硬化症患者では四十〜七十％（一般集団では一〜三％）、自閉症が二十五〜五十％（同一〜四％）、ＡＤＨＤが三十〜六十％（同五％）」です。

既述のように、川崎病原因究明対策委員会の解散とは端的に言うと、「解明されると困るある事情が存在した」とみなければなりません。それは、「聖域」に近づいたからでしょう。川崎さんはＮＨＫテレビで、「委員会解散によって、国は解明に力を入れない、金を出さない。原因の手がかりさえつかめなくなった」と言いました。つまり研究費の大幅削減となり、川崎病は個々人の研究に任される形に追い込まれてしまったわけです。

ＮＨＫで最後に語った川崎富作さん（九十二歳）は、「国が力を入れないということは、川崎病がこれからもずっと続くということです」と話されています。

第8章

ワクチン至上主義はもはや時代遅れ

「ワクチン後進国」なる時代錯誤

危険なＶＰＤ（vaccine preventable disease＝ワクチンで防げる病気）推進路線

ＶＰＤとは、「ワクチンで防げる病気」という意味です。だから「ワクチンが開発された感染症に対しては、ワクチンを打って予防しましょう」、という考え方です。一見もっともらしい標語ですが、実のところアメリカから直輸入された危険な思想です。本書で再三指摘してきましたが、アメリカに留学して感染症を学んできた医師らが帰国して、得意満面に国内で撒き散らしているフレーズです。

ワクチンに対する考え方、必要性の度合いは時代とともに変わって当たり前です。しかし、現実には、接種対象疾患の拡大と接種率の向上という二つが自己目的化される状況が生まれています。これが上記ＶＰＤ推進路線の怖さです。

今日増加の一途をたどるワクチン対象疾患の多くは、もはやワクチンを必要としない疾患となっているのが実態なのです。副作用被害が無ければそんなに問題にはならないし、わざわざ書籍を書く必要もありません。ワクチンの効果ばかりを謳いあげ、健康被害に対しては、因果関係を認めようとしない接種推進者側の態度には、一種の焦りとともに、あちこちでボロが出始めています。

自然の法則に逆らった今日の予防接種の乱用、とりわけ乳幼児への度重なる接種は、精密な人体の営みのスタートを乱しかねない危険行為です。したがって、あらゆる感染症に対してワクチンを開発して、それらを予防しようとする考え（ＶＰＤ推進路線）の誤りを悟らなければなりません。

天然痘のように、種痘によって全世界から撲滅された感染症もあります。ポリオ（急性灰白髄炎）はほとんどの国々で撲滅宣言が出ています。ワクチンがそれらの感染症予防に大きな貢献をしました。破傷風のように、かかると命に危険が及ぶ可能性の高い感染症のワクチンの必要性は高いといえます。

また、はしかは、かかると重い症状になりやすい感染症です。しかし現在、医学の進歩で、はしかで命を落とす子供は、めったにおりません。最近では、はしかの患者を診たことがない医師がたくさんいるそうです。昔は、「はしかは命さだめ」とも言われ、子どもの時期にかかり、肺炎などの合併症で亡くなることも多々あったということです。

ワクチンを打つ方がリスクが高い

抗生物質をはじめとする医薬品、医学技術の進歩によって、感染症にかかっても命を落とすことが、まずなくなったのです。なのに、ワクチン対象疾患がどんどん増えてきました。その結果、ワクチンの副作用被害によって亡くなったり、重度障害を負ってしまった子どもの方がずっと増えてしまったのです。何とも皮肉なことです。

さらに本書の主命題の「乳幼児へのワクチン乱用が発達障害を生み出している」を見てもわかるとおり、実のところワクチンの乱用が〝どんでも副作用〟を新たに作り出してしまったのです。「病名を増やし続ける医の進歩」とは、まさにこのことですね。

結論を言うと、〝ワクチンの必要性は全体から見ると低下した〟というほかありません。

ワクチンによる免疫抗体の弱さ露呈

『もうワクチンはやめなさい』（母里啓子著、双葉社、二〇一四年）には、「〇歳児がはしかに罹るようになったのはワクチンを打つようになったから」との見出し記事が載っています。

まず、はしかが大学生に流行した理由として、次のように述べています。「二〇〇七年、大学生を中心とする若者に、はしかが流行してニュースになりました。はしかの予防接種が徹底されていないからだ、先進国とは思えない、とかいろいろな議論が新聞を賑わせましたが、本来乳幼児に流行るはしかが、若者に流行った理由は、キチンとワクチンを打つようになったからなのです」と意外な指摘を行っています。

つまり、ワクチン接種率が上がり、はしかの流行がなくなり、成長する過程で抗体が強化される機会がないまま、大学生になる頃には免疫が低下してしまったのです。現在はしかのワクチンが入っているMRワクチンは、二回の定期接種とされています。しかしそれで予防しきれるかどうか。十年前、すでに二回のワクチン接種を徹底していたはずのアメリカで、日本が〝輸出〟したはしかが流行っていたのですから。

現実に日本では今、東南アジアからもたらされた輸入ウイルスが増えています。流行ウイルスが少しずつ変異していることも分かり、ワクチンで作られた免疫抗体では予防できなくなる恐れも出てきました。

母子の免疫のつながりを壊してしまった

かつて、はしかのワクチンは、二歳になってから打っていました。昔は、生まれたばかりの赤ちゃんは、はしかにかかりませんでした。母親が幼少時に、はしかにかかった際に強力な免疫を獲得していました。生まれた赤ちゃんはその免疫を、へその緒を通して母親からもらっていたからです。その免疫によって二歳くらいまでは、はしかに罹らずに済んだのです。

ところが現在、〇歳、一歳の赤ちゃんがはしかに罹っています。今の母親はワクチンで免疫抗体を作った世代です。ワクチンで作られた抗体は強力ではなく、感染を防止できるはしか抗体を赤ちゃんに渡せなくなったからです。

はしかは高熱が幾日も続く重い感染症です。この重い感染症が、〇歳児を襲うようになってしまいました。二歳過ぎから打っていた麻疹《ましん》ワクチンが今は、一歳で打たれています。〇歳のうちに打たれる場合もありますが、〇歳ではまだ免疫システムが成熟しておらず、打っても免疫抗体ができにくいのです。二〇一三年にははしかに罹った一、二歳の子どもの約半数に、なんとワクチン接種歴があったのです。

ちなみに、二〇〇四年以降、はしかによる子どもの死者は出ていません（図18）。

肺炎球菌ワクチンの宣伝に見る異常さ

このところ大方の大新聞で、一頁全面カラーで人気俳優・西田敏行さんらを使った肺炎球菌ワクチンの大宣伝が行われています。ひとつのワクチンで有名人を使ったカラー全面広告を年に何回も出すのも珍しいことです。うがい、手洗いなどの役立たずの肺炎予防法を載せたうえで、芸能人を利用して、肺炎の恐怖とワクチンの効果ばかりを謳った卑劣な宣伝というほかありません。

肺炎球菌は人の鼻やのどにいる常在菌です。したがって、大多数を占める普通の健康な人にとって、命への危険のないありふれた菌です。肺炎球菌が原因の細菌性髄膜炎で亡くなる子どもは、日本では年間合わせても一～二人という少なさです。しかも抗生物質が有効なので、もし罹っても治療で完治します。ワクチンによる副作用被害の方がむしろ危険です。

同菌の抗原の違いに基づく分類によって型が多数あり、その数によって大人用は二三価、子供と高齢者用は一三価です。現在、肺炎球菌は九三種類もあり、全部に対応するワクチンを作るのは不可能だからです。したがって、その中で流行の多い幾つかを選んで作っているのです。さらに乳児の場合、免疫の働きが未成熟で、肺炎球菌に対してうまく免疫が作れません。

そこでジフテリアトキソイドを結合させた上に、免疫増強剤のアジュバントも加えられています。添加物まみれのワクチンが危険性を増すのは言うまでもありません。常在菌に対するワクチ

図18　過去50年間の麻疹患者数と麻疹が死因として報告された死亡者数

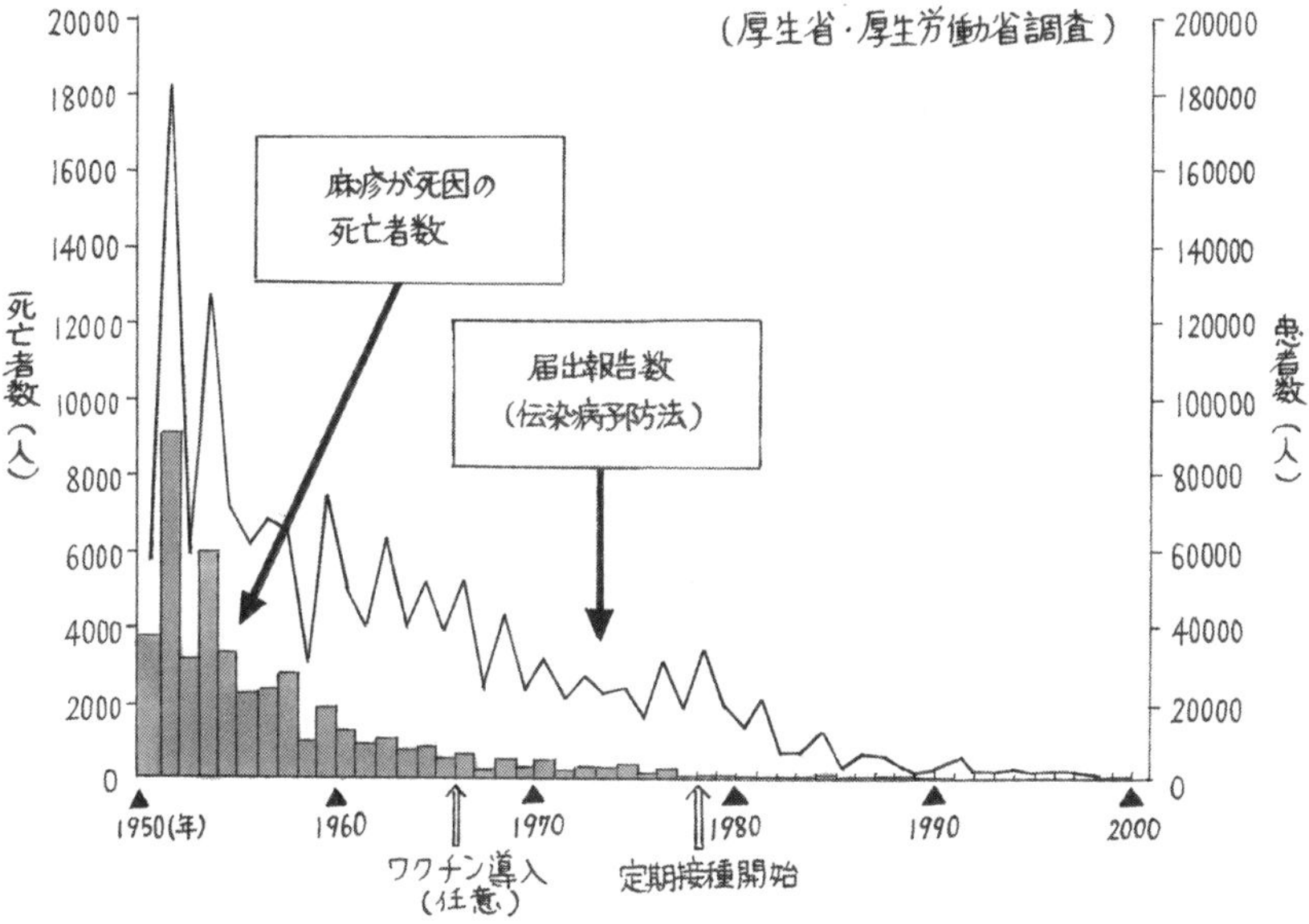

ンのあり方が根本的に問われているといってよいでしょう。

さらに、ワクチン接種によっていくつかの型の流行を減らすと、もぐら叩きのようにその他の型の流行が増えてくるのです。ワクチンに入っていない別の型の肺炎球菌による細菌性髄膜炎を発症する可能性が高まる危険性を否定できません。研究開発にばかり力を入れ、それをメーカーが有名人を使って大宣伝し、人体に自然に住み着いている常在菌をもワクチンで叩こうとする現代医療の愚かさの典型の一つが肺炎球菌ワクチンと言えます。

厚労省の報告によると、二〇一〇年十一月の接種開始から二〇一三年三月までに接種後死亡が一八人に上っています。肺炎球菌による細菌性髄膜炎の死亡者数をはるかに上回っています。赤ちゃんは少しずつ外気に触れながら免疫抗体を作っていくのが最善の道です。常在菌にワクチンは不要と言える根拠の一つです。

ＭＳＤとは？

肺炎球菌ワクチンの宣伝紙にＭＳＤという見慣れない名称がゴシックで印刷されています。この会社が米国産の子宮頸がんワクチン・ガーダシルの製造元でもあります。ホームページによると、「グローバル・ヘルスケア企業Merck & Co.,Ink.,Kenilworth,N.J.,U.S.A.の一員として、日本で医療用医薬品やワクチンをお届けし、革新的なヘルスケア・ソリューションを提供しています」とある。「世界的に商号を統一し、米国およびカナダでは『Ｍｅｒｃｋ』その他の地域では、『ＭＳＤ』を使用することになりました」といいます。

会社名はＭＳＤ株式会社、本社東京、トニー・アルバレズ社長、売上高三七五九億七九〇〇万円（二〇一四年一〜十二月薬価ベース）、従業員約三八〇〇名、親会社Merck & Co.,Ink.,Kenilworth,N.J.,U.S.A.　事業概要：医療用医薬品、医療機器の開発・輸入、製造、販売。その販促子会社が日本ＭＳＤ合同会社です。

ちなみに、ＭＳＤ社のワクチン宣伝の危険性に言及しておきます。上記の子宮頸がんワクチン・ガーダシルの副作用被害において、多数の被害女性から健康被害に対する損害賠償訴訟を起こされています。効果ばかりを謳い、健康被害には開き直る姿勢がありありと窺われます。

本書のテーマでもある「発達障害ワクチン乱用論」に対しても、「生まれつき」、「原因不明」などと付和雷同しています。これらの所見からも、この会社がワクチンメーカーとして危険な役割を担っていることが窺えます。

子宮頸がんワクチン……副作用被害がダントツに多い

子宮頸がんワクチンと言うから、子宮頸がんを予防するワクチンと誤解されがちですが、そうではありません。正式にはＨＰＶワクチン（ヒトパピローマウイルスワクチン）といいます。子宮頸がんワクチンと呼ばれているのは日本だけです。子宮頸がんの原因となる可能性があるヒトパピローマウイルスの感染を防ぐためのワクチンです。もとを正せば、女性が性交渉によって男性から感染するウイルスです。後述の肺炎球菌と同列の常在ウイルスなのです。したがってほとんどの女性が持っているわけですから、これを根絶しようとすること自体、無理な注文なのです。これを達成しようとして、添加物まみれの危険なワクチンをイギリスとアメリカが作って、それを日本に押し売りしたのがそもそもの始まりです。しかもべらぼうに高価です。うま味のあるこのワクチンを、日本の婦人科医らが新聞などでせっせと宣伝しています。

二〇一三年の四月に定期接種になりましたが、その前から接種後の副作用被害が相次ぎ、わずか二カ月足らずで厚労省から「積極的勧奨はしない」という異例の勧告が出されました。厚労省が発表した副反応報告数は定期接種決定前の二〇一三年三月三十一日までに一九六八件に達していました。その副作用発生率は、それまでの子ども向け定期接種の約七倍、インフルエンザワクチンのなんと四〇倍にも達していました。HPVワクチンは非常に高額で一回一万六〇〇〇円（税別）もします。六カ月以内に三回接種しますから、合計で五万円となります。ただし、公費で負担されるため、窓口負担はありません。効き目どころか副作用だらけのワクチンに、毎年三〇〇〇億円もの税金が投入されているのです。「ぼったくりワクチン」といっても過言ではありません。

アジュバント大量使用の宿命――薄い効果を高める仕掛け

HPVワクチンは発症ではなく、感染自体を予防しなければ存在価値がありません。がん発症という気の遠くなる先の出来事など予測することなどもともと不可能です。HPV自体、常在ウイルスですから、それを阻止することなど本来的に無理なことです。それをあえてやるとなれば、非常に強力な抗体が必要となります。そのために添加されるのが、水酸化アルミニウムを含むアジュバント（免疫増強剤）です。アルミニウムはミクログリアの活性化を促し神経組織の副作用被害を引き起こすことが知られています。副作用の一つ「強烈な痛み」にもミクログリアの慢性活性化が深く関与していると考えられます。

子宮頸がんワクチンの効力が確認されている期間は接種から九・四年といいます。接種時年齢を十三歳と仮定すると、効果が期待されるのは二十二歳までということになります。「独立行政法人国立がん研究センターがん対策情報センター」が出したグラフによると、二十四歳までの死者はなんとゼロだったのです。

「予防接種拒否なら児童手当を支給しない」など接種強硬路線を突っ走るオーストラリアでは、二〇一三年からは、学齢期の男子にも接種を拡大しました。HPVは性交渉で感染が広がるため、男子にも接種することで、より効果的に感染を抑え込むことができるというのがその理由です。効果自体が怪しいうえに、副作用被害がダントツに多いワクチンを男子にまで強要する手法は、欧米の白人国家によく見られる合理主義を装ったがん予防論を象徴する出来事です。ワクチンへの判断能力がまだできていない十歳代の少年に対する接種強要は、傷害罪とどう違うのか考えてみる必要もあります。ちなみに、同国では、二〇一六年の十五歳女子の接種率は、七八・六％でした。

効果があるという証拠がない

HPVは現在一五〇種類もの型が確認されています。そのうち一五種類ほどが高リスク型に分類されています。ワクチン株に採用されているのは、子宮頸がんの原因ウイルスの六～七割近くを占めるとされるHPV一六と一八型だけです。

ところが、『こんなに危ない子宮頸がんワクチン』（安田美絵著、佐藤荘太郎監修、合同出版）によると日本ではこの二種類の割合がもっと低く、今、もっとも信頼できる研究では五割程度とのことです。

さらに、「HPVワクチンを接種した集団において子宮頸がんが減少するという効果が期待されるものの、実際に達成されたという証拠はまだない」と厚労省自身も認めているのです。つまり、実験のために接種されているようなものです。こういうものが「積極的勧奨」から外されたのはごく当たり前のことです。

要するに、このウイルス型が本当にがんを発生させているのかの検証は実のところまだなされていません。

このワクチンの持つ危険性、予防効果への疑問、がん予防効果の過剰な宣伝など、これらを総合的に判断して、受けるかどうかを決めるのが好ましいと思います。

同書は「子宮頸がんが心配なら、一年に一回か二年に一回、検診を受ければよい。たいていの自治体では二十歳以上の女性は無料か二〇〇〇円程度の低料金で検診が受けられるようになっている。検診には細胞診とＨＰＶ検査の二通りがあって、どちらも子宮の入り口部分の細胞を軽く擦って取り、調べる簡単な検査だ。二つの検診をすれば、がんや前がん病変はほぼ百％発見できるとされている。どのみち十六型、十八型以外のウイルスはワクチンで防げないんだから、確実に防ごうと思ったら、検査はいずれにせよ必要なんだ。（中略）子宮頸がんになっても初期の段階なら、切除するだけで簡単に治療できる。いずれにせよ、膣から処置ができるので、開腹手術の必要がない。病院によっては日帰りで済んでしまうほどの簡単な処置なんだ」と述べています。

「白血球の自律神経支配の法則」の視点が抜け落ちた発がん論

日本では同ワクチン接種が勧奨されていた二〇一〇年度の十三歳から十六歳までの接種率は約

七〇％でした。しかし深刻な副作用被害が明るみになるとともに、ワクチンへの不信感が高まり、二〇一三年度の接種率は十二歳、十三歳の接種率はそれぞれ一％、四％でした。二〇一六年度の接種率は対象者の〇・三％にとどまっているとのことです。専門家らはワクチン接種による、HPV感染率の低下を示す研究発表を行っていますが、それだけでがん発症の危険性を云々するのは危険です。局所の清潔度の保持、定期健診、ストレスを抱え込まない全身の健康状態の維持などの方がより重要なことです。

標題の「白血球の自律神経支配の法則」とは、故・安保徹教授が発見した法則で、ストレスなどの心身への負担加重に見舞われた場合、交感神経の働きが高まり、リンパ球が減少し、活性酸素を大量に発生させる顆粒球が増えるという現象です。それが長期間続くことにより、がんの発生基盤が形成され、発がんに繋がるというものです。逆に、がん細胞を殺すリンパ球を増やす副交感神経の働きを高めれば、活性酸素が減少し、がんの発生を抑え、がんにかかっても早期に治癒させることができるのです。

自然治癒対策を怠り、ワクチンオンリーの現在の子宮頸がん予防策の誤りに気付くことが必要です。

「コクラン」の研究評価メンバーがワクチン関連企業から資金提供

「コクラン」とは、世界の研究者が協力して信頼性の高い医療情報の提供を目指す組織のことです。本部はイギリスのオックスフォードにあります。

二〇一九年六月十二日付朝日新聞によると、そのコクランが二〇一八年春、HPVワクチンに関してこれまでの研究結果から、「ワクチンの予防効果は確実性が高く、重い有害事象のリスクは高まらない」とする論文を発表しました。

ところが、この組織の一部メンバーが、「ワクチンの関連企業から資金提供を受けていた研究者が、研究の評価に加わっている」と告発するとともに、関連論文を批判しました。公益性を最優先すべきコクランの信頼を揺るがす利益相反行為に他なりません。イギリスでは既述のように、アンドリュー・ウェイクフィールド博士の医師免許はく奪事件が起きました。そしてこれほどの問題を抱えたHPVワクチンを、コクランが高評価するなど信じられないことです。以上のことからも、今日のイギリスでは、ワクチン推進派が強硬路線を突っ走っているとみることができます。

重い副反応 ヒブより高頻度

同記事はさらに、「ワクチンは健康な人に使われるため、一層の安全性が求められる。(中略)わが国ではワクチン接種後、体の広範囲にわたる痛みなどを訴える例が相次いだ。また厚労省によると、呼吸困難やじんましん、嘔吐といった重い症状が十万人あたり五十二・五人の割合で報告された(一七年八月現在)こと、そして、その頻度はインフルエンザ菌b型(ヒブ)ワクチンなど他のワクチンと比べて高い」と記述し、さらに、「世界保健機構(WHO)の委員会は、このワクチンを極めて安全とするが、全米医学アカデミーは二〇一一年、全身性のアレルギー反応『アナフィラキシー』と接種との関係を推定している」とのことです。

以上の所見から、国際的にみて中立性が高いと言われてきたＷＨＯが、客観的にみてもこれほど頻度が高い副作用被害の出現を無視してＨＰＶワクチンの「安全宣言」をだすことは、極めて異常な事態というほかありません。ＷＨＯの構成員の相当数がワクチン推進派で占められているとみることができます。

製薬マネーが医療を操っている

前述のように、ワクチン至上主義を掲げた感染症予防路線の流れは止まることを知りません。今、その矛先が誰の体にも住み着いている常在菌にまで向けられてきている状況。その代表として、肺炎球菌ワクチンとＨＰＶワクチンを詳しく紹介しました。細菌やウイルスの特定の型に対してワクチンで攻撃すると、それらに対して病原体が耐性を獲得し、効果が低下することが知られています。その上、副作用被害は目白押しです。そういう悪循環を断ち切るためにも、常在細菌・ウイルスへのワクチンの乱用は避けなくてはなりません。これらワクチンを製造販売する内外の企業のなりふり構わぬ売り込みは、大学、病院、医療関係者への巨額の製薬マネーとして使われています。その一例が、公正中立であるべき「コクラン」への製薬マネーの関与です。また、多くの大新聞が肺炎球菌ワクチンなどの大宣伝を買って出ていることは周知のとおりです。

これらワクチンは「定期の予防接種」に組み入れられています。それによって個人負担がタダになりますから受ける人数も厖大になり莫大な利益を生み出すシステムに変貌します。しかも法律に定められたワクチンですから、乳幼児施設や学校へ売り込む必要もなく、経費もほとんどかかりません。もし副作用事故が起きても、医療費や障害者年金などが支払われますが、それを補塡するのは、製薬会社ではなく自治体や国です。結局は税金からです。「予防接種健康被害救済制度」という法律があって、ワクチンによる健康被害は自治体や国が面倒を見ると決まっているからです。これほどおいしい商売はありません。当然のことながら、製薬企業にとってワクチンは手放せないのです。

ここで定期接種と任意接種の説明をしておきます。

予防接種には、法律に基づいて市区町村が主体になって実施する「定期接種」と希望者が各自で受ける「任意接種」があります。接種費用は、定期接種は期間内に受けると原則として公費で、任意接種は自己負担となります。自治体によっては公費助成があります。詳細については、市区町村などに確認してください。

つぎに製薬マネーの本丸に迫ります。

東京新聞が製薬マネーを徹底暴露

ごく最近、東京新聞が一面トップで、製薬企業による莫大な寄付金が大学病院や学会、さらに医師個人にばらまかれている事実を暴露しました。近年では、稀にみる快挙です。

製薬大企業から多額の広告収入を得ている新聞社では、このような製薬企業批判記事を書けるはずがありません。東京新聞はこれら企業からの多額の広告収入がないからこそ真実を報道できたのだと思います。

同紙の『税を追う』特集の取材班が二〇一九年六月三日、五日の両日に、詳細な取材に基づく記事を掲載しました。現在の医学研究および医療行政が、大手製薬企業の巨額資金によって、思うが儘に操られている実態を詳らかにしています。

二〇一九年六月三日付同紙の一面トップニュースは、日本製薬工業協会（製薬協）に加盟している七一社が公開しているホームページデータの集計調査を分析しています。また社会面には二〇一七年度の会社別寄付金ランキングが一位から一〇位まで掲載されています。総額で三〇〇億円近くが大学病院や学会に流れています。寄付金の大部分を占めるのが「奨学寄付金」です。これは特に医療界の有力者が集う大学医学部に研究費として提供されています。使途に明確な制限がなく、教授らの間では「使い勝手が良い」と重宝がられているといいます。

製薬マネーのもう一つの行き先が、医療系学会です。学会が学術集会の開催を決めると、製薬会社側へ寄付の依頼が届くそうです。主催者から製薬各社に十数ページの「開催趣意書」が送られてきます。「寄付金募集要項」のページには、寄付の目標額、振込先などが書いてあるそうです。目標額が集まらないと何度も趣意書が送られてきたり、学会幹事の医師から直々に依頼が来るそうです。

寄付金額の多い上位五社は次のとおりです。カッコ内は会社の年間総売上高です。

1　中外製薬　二七億五三三五万円（五三四一億九九〇〇万円）

2　アステラス製薬　一七億二二〇〇万円（一兆三〇〇三億一六〇〇万円）

3　第一三共　一六億二五〇〇万円（九六〇一億九五〇〇万円）
4　小野薬品工業　一三億一一四八万円（二六一八億三六〇〇万円）
5　武田薬品工業　一三億一〇二八万円（一兆七七〇五億三一〇〇万円）

医師個人にも新薬講演料など二七二億円

日本製薬工業協会に加盟する製薬会社七一社が二〇一七年度、医師に支払った講師謝金やコンサルタント料、原稿料が計二七二億円に上ったことが同紙の調査で明らかになったといいます。これも各社が公開しているホームページのデータを集計したものです。

内訳は講師謝金が二三一億円で全体の八五％を占めています。コンサルタント料は三〇億円、製薬会社が発行する冊子などの原稿執筆料が一一億円でした。

金額が最も多かったのは第一三共で二五億四九〇〇万円。大塚製薬一三億六三〇〇万円、武田薬品工業一二億九五〇〇万円などで、七社が一〇億円を超えていました。このほか医師への飲食接待や慶弔費などが四六億円でした。

講師謝金は製薬会社が新薬の発売などに当たり、勤務医や開業医らに効能や副作用を知ってもらうために行う講演会の講師料です。ホテルの講演会は五〇～一〇〇〇人規模で開かれ、参加する医師らの交通・宿泊費も一般的に製薬会社が負担するといいます。終了後は立食形式の情報交換会を開き、会場費を含め一人二万円を上限に飲食を提供するそうです。

講師謝金を除く講演会や説明会の開催経費（情報提供関連費）は、二〇一七年度、計一二六一億円に上りました。謝金を含め、薬の講演会や説明会に一五〇〇億円以上の製薬マネーが使われたことになります。

　新薬を売り込むために、このような費用丸抱えで医師に接近する手法に対して、「処方に影響」が出る懸念の声も上がっています。例えば、高血圧や糖尿病など生活習慣病の薬は各社が発売し、効能にもあまり差がないので、営業担当者とどれだけ顔を合わせたかで差が出る。そして飲食まで残ってもらえば、医師との距離が近くなるチャンスだと捉えているようです。

医師に製薬マネー年一〇〇〇万円超一一一人

　二〇一九年六月六日付東京新聞では、製薬業界が薬の講演料や原稿料の謝礼のうち、二〇一六年度に総額一〇〇〇万円以上受け取った医師が一一一人に上ることが、調査報道に取り組む非政府組織（ＮＧＯ）などの分析で分かったとのことです。最高額は私立医大特任教授の二九〇〇万円。全国に約三二万人いる医師のうち、大学教授や薬の選定・臨床研究に大きな権限を持つ少数の有力医師に、製薬マネーが集中している実態が明らかにされました。これら講師謝金が集中する人々のことを医療界では「キー・オピニオン・リーダー」と呼んでいて、大学教授や各学会の理事らで占められています。

　中でも依頼が多いのは、患者数が三〇〇万人の糖尿病や一〇〇〇万人の高血圧症など薬の処方が多い内科医です。これらの薬は専門医だけでなく、勤務医や開業医も処方するため、製薬会社が医師向けに各地で開く講演会の回数も当然多くなります。

莫大な患者を生み出す高血圧基準値引き下げ

以上のような製薬マネーのばらまきが、国民の生活、体を如何にして蝕んでいくのか、高血圧症を例として取り上げ、国民不在の医療の恐ろしさに言及します。降圧剤は処方対象者が莫大な上に薬価も高く、ほとんどのメーカーが製造販売しています。したがって、製薬マネーがここに最も集中しやすいのは言うまでもありません。処方する医師にとってもまさにドル箱なのです。

二〇一九年四月二十日付毎日新聞は、「降圧剤　使用拡大懸念」の見出し記事で、「高血圧目標値引き下げ」の特集記事を掲載しました。五年ぶりの改定となる「高血圧治療ガイドライン二〇一九」が四月二十五日に発表されることを受け日本高血圧学会が、成人の高血圧目標値を引き下げたと発表しました。それによると、七十五歳未満で降圧目標値をこれまでの一四〇ｍｍＨｇ（収縮期血圧・ミリメートルエイチジー）／九〇ｍｍＨｇ（拡張期血圧）以上から一三〇／八〇ｍｍＨｇ以上とするものです。一方、診断基準は、一四〇／九〇ｍｍＨｇ以上の現行のままです。

今回の降圧目標の引き下げで一〇〇〇万人以上もの患者の降圧剤処方が増える可能性があると、同紙は指摘しています。

『高血圧は薬で下げるな！』（浜六郎著、角川書店、二〇一三年第三十四版発行）には、最高血圧の基準値を一〇ｍｍＨｇ下げると、さらに降圧剤を二～三倍使わなくてはならなくなり、その金額は年間五〇〇〇億円以上増加すると指摘しています。

降圧剤の常用が自立度の低下をもたらす

筆者の歯科診療所を訪れる患者さんのうち、中高年のほとんどの方が降圧剤を服用されています。いつも治療椅子の間近でお顔やお体の動きなどを拝見していて、長年服用されている多くの方々が、体の動作が遅いことを実感しています。またお顔の色が一般的にやや黒ずんでいることも覗えます。そして思うことは、降圧剤には多種多様のものがありますが、そのいずれであっても血圧を下げることだけに効いているのではないということです。末梢血管の循環障害がまず考えられます。詳しいことを書くスペースはありませんので、省略しますが、体のいたるところに副作用が及ぶことは否定できません。すぐに副作用が現れるような薬は最初から使えません。薬害というものは、何年、何十年たってから生じてくるものです。

前記『高血圧は薬で下げるな！』には、これを裏付けるかのようなことが載っています。その中に「降圧剤の服用で下がる自立度」との見出し文があります。結論だけ言うと、降圧剤を服用していなかった人の方が、服用している人より自立度が高い傾向があるということです。いろいろな要素が関与していますので一概には言えませんが、動作が鈍くなる、自分一人では身の回りのことが儘ならない、認知機能の衰えが目立つ、などが挙げられると思います。詳しくは同書をお読みいただきたいと思います。

以上述べてきたように、製薬大企業が作っている大半の薬は、病気そのものを治すのではなく、症状を緩和するのが主目的です。ですから、その薬をずっと飲み続ける必要があります。要するに一生病院にかかって、薬を出してもらうことです。高血圧や糖尿病、リウマチなどの病気の人で、それが治って薬がやめられたという人を、小生の診療所の患者さんで聞いたためしがありません。はっきり言って、病気は治すものではなく、一生それと付き合っていくという「思想」だと思います。それればかりか、薬の副作用、相互作用によって、新たな病気を背負い込むことにもつながります。

それらの患者さんに対して病院でも、生活習慣や食事などの指導は無論行われているはずです。でも薬漬け医療からの脱却がない限り、自分の力で病気を克服することはできません。むしろ、自然治癒力の芽を摘み取っているのが、現在の医療の姿だと思います。

第9章

必要性の高いワクチンと低いワクチンの選別法

よく吟味して必要なワクチンを選ぶことが大切

八王子中央診療所所長で小児科医の山田真さんは、元保育園園長で保育士の青野典子さんと共著で『予防接種は迷って、悩んでもいいんだよ』（ジャパンマシニスト社、二〇一七年）を出版しました。山田さんのところには、毎日のように全国のお母さんたちから予防接種についての質問の電話がかかってくるそうです。かけてくるお母さんたちは皆、予防接種のことをよく勉強している人たちだそうです。勉強すればするほど「今行われている予防接種は全部受けて大丈夫か」とか「必要最小限のものだけ受けたい」とか思うようになるというのです。そこでかかりつけの医師にそのことを伝えると、「とんでもない。どうしてそんなねじ曲がった考え方になったのだ」と怒られ、そのうえ、「子どもを虐待する悪い親」とまで言われたそうです。乳児検診に行っても「予防接種をなぜしないのか」と怒られるので検診にも行きたくなってしまうとのことです。

山田さんは、「予防接種の効果ばかりが宣伝され、副作用については報道されていません」と指摘しています。自分の子どもを守るとはどういうことなのかをよく考えたうえで受けるかどうかを判断しましょう。

決められたワクチン全部を強制するのはファシズム！＝医療ファシズム

ここまで見てきた限りでも、ワクチンというのは効果ばかりを宣伝し、その副作用被害に対しては異常に過小評価していることが分かります。

予防接種スケジュール表を該当者全員に配布し、母子手帳に接種確認の判を押させるやり方も必要性は認めますが、強制的に締め付けを行うのは、任意接種の原則から見ても好ましいとは思えません。上記の山田さんたちの考え方も十分に取り入れた運用が望ましいといえます。納税の義務や犯罪者の取り締まりとは違いますから、個人の人権を尊重した努力義務制度を守っていってほしいものです。くどくなりますが、全部を押し付けるのはファシズムです。医療ファシズムに脅されないようにしましょう。

どのワクチンが必要で、どのワクチンが必要ないのか

この質問に対しては、専門家の間でも意見が分かれています。ワクチン推進者らは、全てのワクチンが必要と言っているわけですから、どれが必要なのかどうか、国民がそれを理解するすべがありません。でも正直に真実を語ってくれる医学者・医師・保育士たちも少ないながらもおります。そのような方が出されている本も数少ないですが、ありますので、その代表的著作をあげておきます。

本書では、医学的、科学的根拠と客観的事実に基づいて、乳幼児予防接種の乱用が発達障害急増の最大原因であることを明らかにしました。決められたワクチンを決められた通りきちんと受けて、ひどい目にあわないようにするための本です。どれを受けるかどうかは、個人の自由です。だから予防接種は迷ってもいいし、悩んでもいいのです。下記の本などを参考にするのもよいし、

直接著者に聞いてもかまいません。予防接種を受け忘れても心配することはありません。接種する側は、受けないと重度の障害を負ったり、死亡するなどと脅しますが、聞き流しておけばよいと思います。ワクチンには危険がいっぱい潜んでいることを覚えておきましょう。

『子どもと親のためのワクチン読本』(母里啓子著、双葉社、二〇一三年)
『もうワクチンはやめなさい』(母里啓子著、双葉社、二〇一四年)
『新・予防接種へ行く前に』(ワクチントーク全国編、ジャパンマシニスト社、二〇一五年)
『知らないまま?インフルエンザとワクチン』(青野典子、山田真著、ジャパンマシニスト社、二〇一二年)
『ワクチン副作用の恐怖』(近藤誠著、文藝春秋、二〇一七年)
『インフルエンザと闘うな!』(臼田篤伸、農文協、二〇一二年)
『予防接種は迷って、悩んでもいいんだよ』(青野典子、山田真著、ジャパンマシニスト社、二〇一七年)

山田真さんは、「予防接種を受けるにあたって、自分や家族を守るために、いろいろな情報をキャッチして正しい判断をするのは自分の意志だということを忘れないことが大事です」、と指摘しています。小児科医でワクチン問題に造詣が深い山田真さんは、「特に一般に目にふれにくい情報(権力を持つ人々にとって都合の悪い情報といいましょうか)を提供し、多くの人たちと一緒に考えていきたい」と述べています。

「どういうワクチンは受けた方がよく、どういうワクチンは受けない方がいいのか」——世の親御さんたちが一番迷うところです。具体的にワクチン名を挙げて説明することが必要ですので、前記の母里さんの著書を参照させていただいて記述します。肺炎球菌ワクチンと子宮頸がんワクチンについては第８章で詳述しましたので、そちらを参照してください。

ここでは次の点を指摘しておきます。前者は接種後の死亡が相次いでいます。ワクチンの方が危険なので打たない方が安心です。実際問題、医療の進歩のおかげで肺炎球菌による細菌性髄膜炎で亡くなる子どもは皆無に等しい状況です。この菌は人の鼻やのどにいる常在菌なので、それと闘うこと自体が根本的な間違いなのです。

後者は、今、副作用が他のワクチンに比べ、けた違いに多い最も危険なワクチンと考えて間違いありません。全国各地の被害者たちが健康被害の補償などを求め、裁判所に提訴しています。

さらに、「たくさんあるけど本当に必要なのは、はしかと破傷風くらい」とまで言っていますが、単なる極論ではなくキチンと納得できる説明がなされています。近年の欧米から直輸入されたＶＰＤ推進路線は、必要に迫られてワクチンを開発するというよりは、むしろ、新しいワクチンができたからそれらを打たされているというのが実体と言っても過言ではありません。ごく軽い病気や、まれな病気にまでどんどんワクチンが作られ、それらは全部の病気が予防できるかのように報道され、宣伝されています。必要性の高いワクチンもありますが、できたワクチン全部を打たなければならないような風潮に騙されないことが肝心です。

ちなみに、すべてのワクチンが劇薬に指定されていることを肝に銘じておく必要があります。

分かりやすく言うと、ワクチン接種には絶えず死亡・重度障害を含む副作用被害の危険性が付きまとうことをワクチン推進者自らが暴露しているのです。ワクチンとは、その本体と様々な有害添加物の混合液を体のバリアーを通らずに血中に直接入れることです。ここに副作用被害発生の主たる原因があります。しかもBBB（血液脳関門）を通過して脳内に入り込むワクチン成分の危険性が絶えず付きまとっています。これが脳内ミクログリアを慢性活性化させ、発達障害の激増を招いていることは第1章で詳述したとおりです。

ワクチン全体についての必要性と不必要性

ここでは自閉症スペクトラム障害のタイトルとは一時離れて、親御さんの判断の参考材料として、ワクチン全体の必要性について記述します。

VPDの名の下に、「ワクチンで防げる病気はすべてワクチンで防ごう」という欧米譲りの間違った考えが今の日本で蔓延しています。ワクチンを使わずとも生活環境、食生活の改善、医学技術の進歩で、ほとんどの感染症が克服されようとしています。つまり、命を落としたり、後遺症を残すことが、ほとんどなくなりました。

一方で、ワクチン接種によって亡くなったり、重度障害になる人は、必ず発生します。このことはワクチン推進者が書いた本『ワクチン学』（岩波書店）にも「ワクチンは医学史上最高の発明品であるが、副作用は避けられない」などと明記されています。「医学の進歩=ワクチンの開発」

と錯覚しているのが、今の医学者・医療側の〝予防医学〟ではないでしょうか。「ワクチン＝病原体と諸々の添加物の不法侵入」であることを繰り返し述べてきました。それがワクチン副作用の根源です。これまで言われてきたワクチンの副作用のほかに、本書は、発達障害という〝どんでも副作用〟の実体を克明に記述しました。自分や家族の健康を守るために、正しい知識で理論武装しましょう！

ワクチンの必要性は時代とともに変化していくと考えるのがよいでしょう。

個々のワクチンについての具体的アドバイス

以下に『子どもと親のためのワクチン読本』を参照させていただいて記述します。肺炎球菌と子宮頸がんワクチンについては第8章で詳述しましたので、そちらをご覧下さい。

①ＢＣＧ

「ＢＣＧは肺結核を防ぐワクチンではない」との見出し記事が載っています。それによると、結核には肺に結核菌が住みついて、肺胞を破って呼吸が衰える肺結核と、結核菌が血流にのって全身や脳に広がり急性の症状を起こす、血行性で広がる結核の二種類があります。ＢＣＧは肺結核には効かず、赤ちゃんの血行性の結核のみを予防するワクチンというのです。よって赤ちゃんのそばに結核菌を出している人がいる場合には、特に注意が必要になります。

今日、結核は死の病ではなくなっています。結核で亡くなるのは、免疫力の落ちた高齢者がほとんどで、その場合、医師の管理の下で、薬を飲み続ければ治ります。

②四種混合ワクチン＝ジフテリア、百日せき、破傷風、ポリオ

ジフテリアと破傷風は「トキソイド」と呼ばれるワクチン。トキソイドとは菌そのものではなく、菌が出す毒素に対する免疫抗体をつくらせるワクチンです。

この四種のうち、必要性が高いのは破傷風のみといいます。破傷風は稀な病気ですが、自然感染で免疫抗体を作れず、ワクチンで予防するしかないからです。ただし、破傷風単独ワクチンは定期接種に入っておらず、自費で受けるしかありません。

③ＭＲワクチン＝はしか、風しん

はしかは接種するメリットが大きいワクチンです。自然感染が少なく、罹ると重くなることがある病気。予防するならワクチン接種しかありません。はしか単独でもよいです。

風しんはごく軽くすむ病気。かかってしまいたいけれど、流行自体がほとんどないため、かかりようがないのです。風しんワクチンの必要性が高いのは、妊娠を考えている女性と言って差し支えありません。

④日本脳炎

現在、発症することはまずありません。これは生活環境の向上と医療の進歩によります。その上、かかっても死に至ることはまずありません。後遺症もなく回復します。二〇〇六年を最後に死者は出ていません。ワクチンのほうが副作用も多いので危険です。打たないほうが良いワクチンです。

⑤ヒブ（ｈｉｂ・「ヘモフィルスインフルエンザ菌ｂ型」の略称）

ほとんどの人ののどにいる常在菌です。肺炎球菌と同様で、どこにでもいる菌なのでワクチンは必要ありません。通常〇～二歳の間に、こうした常在菌に対して自然に免疫抗体が作られていきます。もしかかっても抗生物質の投与でほとんどの場合回復します。二〇一二年の秋から二〇一三年三月にかけて、ヒブワクチンの接種後に死亡した人が七人います。

⑥水ぼうそう

ほとんどの子どもが罹りますが、後遺症もなく自然に治る疾患です。ワクチンを打つ必要はありません。打ってもかかることがあります。小さいうちにかかったほうが良い病気です。免疫不全のある子どもの場合には、罹ると重症化する危険性があるので、打っておいたほうが安心です。このワクチンの効果はせいぜい七十パーセント程度と言われ、効果は低いといえます。おまけにアメリカの話ですが、ワクチン接種歴のある子の間で、水ぼうそうの集団発生がありました。

ちなみに、水ぼうそうは一度かかると、ウイルスが一生体の中に潜伏します。加齢とともに疲労が重なると、免疫抗体価が下がることがあります。そのときに出てきて、神経細胞に帯状に水疱を作り痛みを生じます。これが帯状疱疹（ヘルペス）です。これはワクチン接種して水ぼうそうにかからなくてもワクチンに含まれるウイルスでも起こります。

⑦ロタウイルス

キチンと医療のケアを受ければ危険な病気ではありません。ワクチンを打ってもかかることがあります。効果がどのくらいの期間続くのかもわかっていません。ワクチンを受けるほうが危険です。六カ月以降の乳児に接種すると、腸が折り重なる腸重積を起こす危険性が高まります。そこでこのワクチン接種が六カ月前に前倒しされたのです。

⑧B型肝炎

B型肝炎ウイルスの感染で起こります。そのほとんどは急性肝炎と言われていて、治療なしで自然に治ります。父母など、ごく身近にキャリアがいなければ打つ必要はありません。日本はB型肝炎対策が世界で最も進んでいます。

⑨A型肝炎

A型肝炎ウイルスに感染しても軽くすんでしまいます。幼児の場合、知らない間に感染して免疫抗体ができる場合がほとんどです。認可されていますが打つ必要はありません。

⑩おたふくかぜ

流行性耳下腺炎とも言います。乳幼児もかかりますが、症状がほとんどないまま不顕性感染で済んでしまうことのほうが多いのです。年齢が上がるとともにはっきり症状が出る傾向ですが、普通は順調に回復します。思春期を過ぎると重くなることもありますが、無精子症になる心配はありません。ワクチンで無菌性髄膜炎という副作用が発症することがあります。またワクチンを打ってもかかる人もいます。おたふくかぜは小さいうちにかかって軽くすませるのが一番です。ワクチンで予防する必要性はありません。

⑪インフルエンザ

感染を防げないワクチンです。重症化を防ぐなどと宣伝されていますが、信頼できるデータはありません。ワクチンは型を決めてから出来上がるまでに半年くらいかかります。したがって、予測した型が流行るとは限りませんし、もし型が合っても流行期には、小さな変異が無数に起きています。これが流行を阻止できない主な理由です。感染を防げないワクチンを打つ必要はありませんし、副作用リスクのほうが大きいワクチンです。例年大新聞を使って大々的な宣伝が行われています。毎年何千万人もの国民が打つわけですから、その製造費と接種数は莫大なものとなります。健康被害が出ても補償は国持ちですから、ワクチンメーカーと接種側医師らは笑いが止まらないことでしょう。

赤ちゃんのワクチンがこんなに増えたのはなぜ？

赤ちゃんのワクチンがこんなに増えたのは、病気が増えたからではなく、新しいワクチンがどんどんできたからです。ワクチンが増えた分、副作用被害自体も増えます。とりわけ、本書が示したように、発達障害の増加は顕著です。医師やワクチンメーカーの生活のためのワクチンと言ってもいいくらいです。ワクチンが医学史上最高の発明品という専門家たちの考えは、思い上がりも甚だしいと思います。

今日、どの感染症をとってみても、子どもたちが死ぬことはまずありません。乳幼児死亡率が減少したのは、ワクチンのおかげと思っている国民が多いのではないでしょうか。実のところ、

図19　乳児死亡率の推移（出生1000対比）

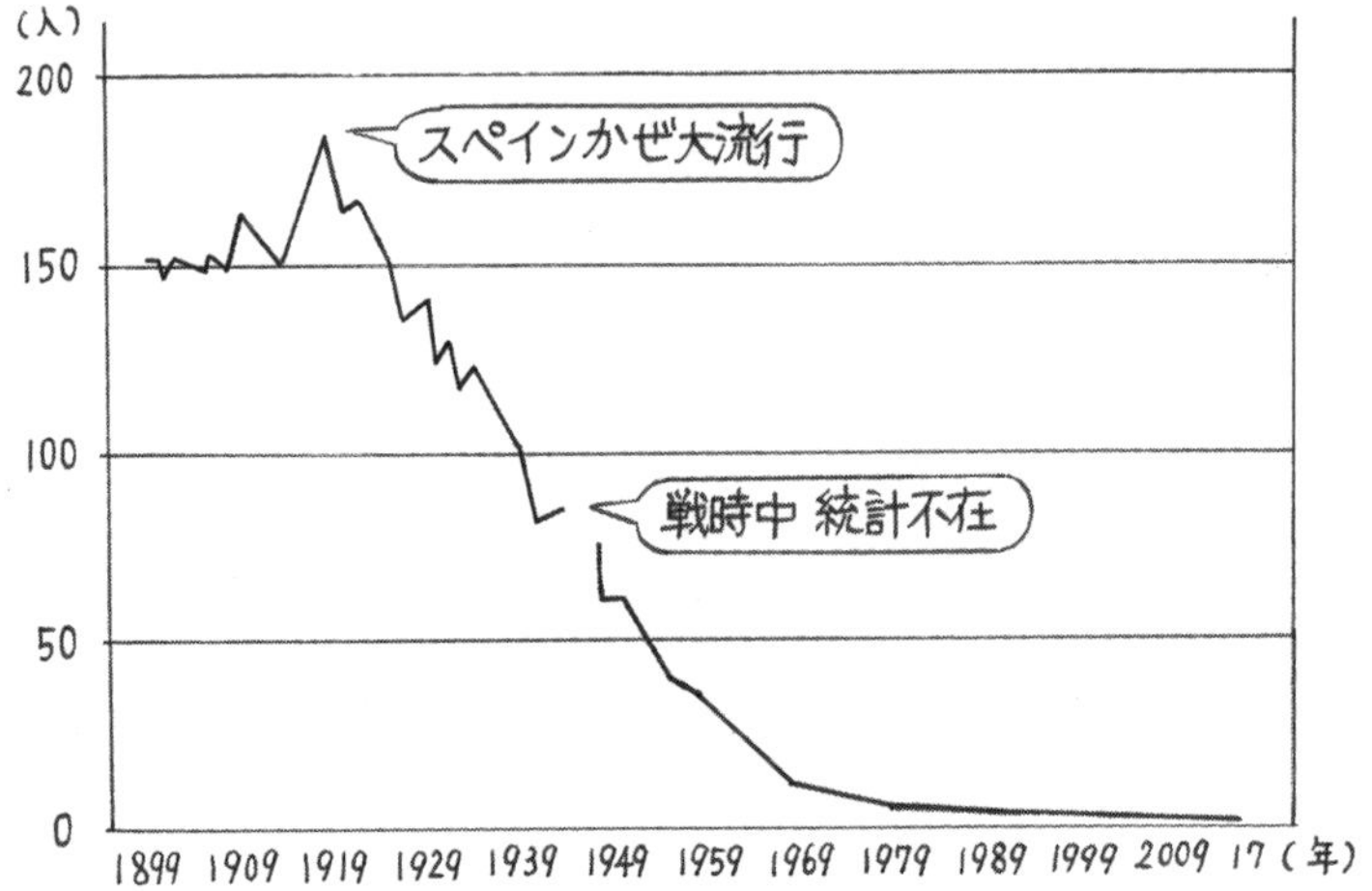

人口動態統計調査（厚生労働省調査より引用作図）

予防接種が始まる前から、乳幼児死亡率は激減しているのです（図19）。それは生活環境の向上と、医薬品、医療技術の進歩に負うところが大きいと思います。これらにより、死亡率はもとより、重度障害を残すこともほとんどなくなったのです。むしろワクチンの副作用被害により、死亡ないしは重度障害を負うケースの方が多いのが実態です。

軽い病気なら罹った方がよい

ここで、「常在菌にワクチンは必要ない」ことを説明しておきます。常在菌は健康な人には悪さをしないからです。肺炎球菌やヒブは、誰ののどにも棲息しています。著しく体力が低下している時に、ごくまれに髄膜などに侵入して重症化することがあるそうです。そういうときのためのワクチンです。

ところがおかしなことが赤ちゃんのワクチ

ンでは行われているのです。〇歳児の赤ちゃんで免疫応答をよくするために、肺炎球菌の病原体ばかりでなく、ジフテリアの毒素を付け加えたワクチンが作られているというのです。ジフテリアや破傷風のワクチンは、トキソイドといいます。菌そのものでワクチンを作るのではなく、菌から出た毒素を使って、抗体ではなく、毒素を中和するための抗毒素を作らせるものです。この抗毒素なら体がしっかり異物と認識するので、免疫応答の弱い赤ちゃんでも抗体が作られることが分かっているそうです。

毒素だけではありません。アジュバントもあれこれくっつけて、異物をどんどん血中に入れて、急いで免疫抗体を作ろうとする危険な行為だと思います。こうした毒素はＢＢＢ（血液脳関門）の損傷をもたらし、雑多なワクチン成分を脳内に侵入させ、ミクログリアの慢性活性化に一役買っている可能性があります。

日本の乳幼児死亡率の方がアメリカよりずっと低い

「アメリカではみんなワクチンを打っている、日本は遅れている」などと言う医師もいるようですが、これもインチキ。日本の乳幼児死亡率の方がアメリカよりずっと低いのです。アメリカのワクチン制度が進んでいるのは医療制度が整っていないためです。おまけに、余ったワクチンを日本に押し売りしています。乳幼児死亡率の高いアメリカのやり方をまねする必要はまったくありません。

親御さんたちは、医師の言うことに騙されずに、本書などを参考にして、どっしり構えていればよいのです。

日々の新聞のワクチン記事を見ていて感じるのは、専門家と称する人が必ず登場して、その感染症の怖さをしきりと強調することです。だからワクチンを受けなさい、という趣旨で統一されています。ワクチンに批判的な専門家が登場したのを見たためしがありません。新聞社は、感染症の記事を書かなければ新聞の役目を果たせません。そのためには、ワクチンを推奨している感染症研究所などの専門家に取材をしなければならないのです。日ごろからそういう専門家とは親しくしていることが多いのです。自ずと、ワクチン批判記事など書けるはずがありません。もし批判記事など書こうものなら、次回から取材が困難になること、請け合いでしょう。

ワクチンは副作用被害を引き起こす宿命を持つ

ここでは、ワクチンの副作用被害はなぜ起きるのかをワクチンの製造過程、構成成分に焦点を当てて考察し、この章のまとめとします。

重要課題ですので、A、B、C三項目に分けて簡潔に記します。親御さんにとって、ワクチンの副作用はたいへん不安なことです。その宿命の根拠を順に説明します。

A：そもそもワクチンはどのように作られているものなの？

ワクチンは感染の原因となるウイルスや細菌をもとに作られています。

成分の違いから、大きく分けて「生ワクチン」「不活化ワクチン」「トキソイド」に分けられます。

(1)　生ワクチン

製造方法：病原体となるウイルスや細菌の毒性を弱めて病原性をなくしたものを原材料として作られます。これを弱毒化といいます。弱いけれど生きています。弱毒化されていても、免疫力の低下している病気を持っている子どもでは、発病してしまうことが、稀にあります。

接種回数と抗体の量：毒性を弱められたウイルスや細菌が体内で増殖して免疫を高めていくので、接種の回数は少なくて済みます。十分な免疫ができるまでに約一カ月が必要です。

(2)　不活化ワクチン

病源体となるウイルスや細菌の感染する能力を失わせたもの（不活化、殺菌）を原材料として作られます。自然感染や生ワクチンと比べて生み出す免疫力が弱いため、一回の接種ではなく、何回か追加接種が必要になります。また不活化ワクチンにはアジュバント（免疫増強剤）を加える必要があります。水溶性の死んだ病原体を体に入れても、十分な免疫抗体が作られないうちに排出されてしまうからです。そこでアルミニウムや油などの水に溶けない異物をワクチンにくっつけて体に長く留まらせるようにする仕掛けがアジュバントです。接種回数はワクチンにより異なります。不活化によって病原体は死んでバラバラの状態になっています。

(3)　トキソイド

病原体となる細菌が作る毒素だけを取り出し、毒性をなくして作られます。不活化ワクチンと同じく、数回接種して免疫をつけます。

B：添加物について

(1) 水銀
日本ではチメロサールという名称の水銀含有成分です。過去に神経に支障をきたし、自閉症の原因となる危険性が問題視されていますが、いまだに添加しているワクチンもあります。

(2) 不凍剤（液）
有毒成分として知られており、人体への影響も大きく、内臓疾患や血液への悪影響が指摘されています。大さじ一杯分で九キログラムの犬の致死量です。

(3) ホルムアルデヒド
急性毒性があり、国際がん研究機関ではグループ1に属するヒトに対する発がん性が認められる物質として警告されています。

(4) ホウ酸ナトリウム十水和物
殺虫成分です。アメリカでは食品では使用禁止ですが、ワクチンでの使用は認められています。

(5) グルタルアルデヒド
医療機器の滅菌、殺菌、消毒に用いられる殺菌消毒薬成分です。

(6)　このほかにも多くの添加物が、使用されています

それらの添加物を列記しておきます。

アルミニウム、フェノキシエタノール、フェノール、硫酸アンモニウム、ポリミキシンB、ポリソルベート80（ほとんどの生ワクチンに入っている、血液脳関門＝BBBの機能を阻害する、ワクチン成分の脳への侵入をもたらす）、ソルビトール、アスパルテーム（合成甘味料：副作用の一つとして脳腫瘍の原因説あり）、アンホテリシンB、ラテックス、マイコプラズマ、遺伝子組み換え酵母菌、メタノール、「ＭＳＧ」、リン酸塩とリン酸塩化合物、硫酸ゲンタマイシン、ネオマイシン、動物の細胞、ＤＮＡ、血液、タンパク質、ウイルス、などです。これら以外にもたくさんありますが、割愛します。

一つのワクチンにこれら全てが入っているわけではありません。その中からそれぞれのワクチンの必要度の高いものを採用して、効果と安全性に留意して作られています。しかし、これらのうちの多くが血液脳関門を通過します。さらに血液脳関門の働きを阻害する成分も含まれています。

ワクチン成分とは、単純に考えても異物のオンパレードと言えます。赤ちゃんや子どもの体内に入って小さなか弱い体を守ってくれるというのでしょうか。むしろ予防接種によって、こうした危険物質が過去から現在に至るまで、子どもたちの健康被害を生み出し続けてきたと言って差し支えありません。さらに下記のようにミクログリアを慢性的に活性化させ、発達障害を引き起こしているのです。

C：ワクチンの副作用として発達障害を起こす人、起こさない人

ひと言でいうと、ミクログリアの慢性活性化が強く起こる人とそれほど起こらない人の違い、と言い表すことができます。厳密な線引きはできません。グレーゾーンの人も大勢います。それと同時に、慢性活性化の進行の程度は人により異なっていて当たり前です。その人ごとにワクチンという異物への反応が異なります。さらに、ワクチン接種時期の早さ、接種ワクチンの数、接種回数の多少、一度に複数のワクチンを接種する同時接種のワクチン数などが関与します。

いかなる感染症においても、病源体の侵入によって発病する人、しない人、そして発病しても重い人、軽い人が必ずいます。ワクチンも病原体あるいは異物の侵入にほかなりません。おまけに、危険な直接血中侵入です。当然のことながら、体内の免疫細胞が即反応し、貪食処理、抗原の提示、抗体作成の仕事に取り掛かります。

ここで注意しなければならないのは、ワクチンは年齢ごとにワクチン量が決められていますが当然のことながら、その子の抗原処理能力をオーバーするケースが生まれます。それぞれの乳幼児に合った量では接種されず、一律に同量接種です。危険と隣り合わせの医療と思ってください。

ほとんどの子の場合に処理できる量が接種されますが、発熱などの副作用はほぼ全員に起こっています。かといって、あまり少ないと副作用は少ないが、効き目がありません（抗体ができな

い）。接種量が少なくて効き目がみ込めない危惧を、接種者側はもっています。一定のところで線を引かなくてはならないのです。接種回数が三〜四回に及ぶワクチンもいくつかあります。危険な同時接種が流行っています。

以上のことが、総合的に重なり合って、ミクログリアの慢性活性化に伴う発達障害の発生、そして諸々の副作用事故が必然的に発生する仕組みになっているのです。

このように、千差万別の発達障害の症状が発生するために、『発達障害のある子のサポートブック』（日本版ＰＲＩＭ作成委員会編）にはそれらの各々への対応策として、二〇一五年時点でも二八〇〇例もの対策が指南されています。こういうことをなぜしなければならなくなったのか、これに対して専門家たちは口を割ろうとしません。同じ医療の専門家が引き起こした薬害であることを本書では明らかにしました。もっと真摯に現実に向き合わなければなりません。

ワクチンを熱心に宣伝する人たち（医師や製薬企業など）は、まず感染症の怖さを新聞紙上などで大々的に宣伝します。つぎに、それを予防するにはワクチンしかないかのように言います。

そのために、ワクチンの効果ばかりを謳いあげ、副作用被害のことはほとんど言いません。まず、宣伝に騙されないことが大切です。そして、本章で述べたように、必要性の高いワクチンとはどれなのかをしっかりと判断していただきたいと思います。

終わりに

過去にワクチンが多くの感染症の撲滅に役立てられたこと、そして、今日でも幾つかのワクチンはその役割を果たし続けていると思います。しかし、生活環境の著しい改善や、医療技術、医薬品の進歩により、ワクチンの果たす役割はむしろ減少したはずです。その上、少なからぬ副作用と莫大な予算を伴います。過去にワクチンが大きな貢献をしたからといって、さらに対象疾患を増やしていくというのは時代に逆行することではないでしょうか。

現実には、この十年ほどの間に赤ちゃんに推奨されるワクチンが急増しました。混合ワクチンの導入も接種ワクチン数の増加を可能にしています。それでもワクチンスケジュールに入りきらないため、接種年齢が前倒しされ、今では生後二カ月から乳幼児の体のあちらこちらに打っています。

要するに今の日本は、欧米諸国同様にワクチン先進国の道を突っ走っているのです。輸入ワクチンも増え続けていて、欧米と日本のワクチン業界は、巨大な医療・医薬品産業へと昇り詰めました。定期接種も次々と増え、任意接種と合わせると六歳までに四十一回にも上ります。乳幼児、子どもたちに予防注射を半ば強要している状況が生まれました。

その結果が、多くの子どもたちの脳内のミクログリアの慢性活性化を引き起こし、発達障害を生み出していることを本書で明らかにしました。はっきり言って、この国は発達障害「先進国」の仲間入りを果たしたのです。すなわち、乳幼児を含め子どもから若者、青年たちに至るまで、異常行動や殺傷事件多発国家になり下がりつつあると言っても過言ではありません。

ちなみに、ワクチン先進国・アメリカは発達障害「先進国」の先輩であり、銃乱射多発国家になったことは、日常の報道を見ていればわかることです。

二十〜三十年ほど前までは、発達障害という言葉も現実もありませんでした。それとは対照的に今では、毎日のように新聞紙上を賑わせています。ワクチン推進者たちには、発達障害がワクチンの副作用との視点は表向きゼロを装っていますが、両者の関係に気付いている人も相当数いると思います。しかし、原因が究明されることを恐れています。そこで原因不明とは言わず、発達障害は「生まれつき」という便利な言葉を思いついたのです。そしてマスコミを使って全国民に広めました。それを隠れ蓑にして真実が明らかにされるのを必死に妨害しているのです。こんなウソは遠からずばれるに違いありません

本書の目的は、発達障害はワクチンの副作用被害の一つであることを医学的・科学的に証明することであり、その大きな目標は達成できたと思っています。

今日、深刻な社会問題となった発達障害を生み出している「ワクチン乱用の真実」をしっかりと受け止め、ワクチン推進派だけで接種スケジュールを決めるのではなく、慎重派の意見も尊

重し、要らないワクチンを減らして適正な接種体制を作り上げることが今求められているのです。子どもたちの健全な成長を助け、見守っていくのが私たち大人の責任だと思います。

上野の東京都美術館では二〇一七年、ブリューゲルの「バベルの塔」展が開催されました。この物語は旧約聖書の創世記十一章に出てきます。技術の進歩が人間を傲慢にしていったことに喩えたものです。「天まで届く塔のある街を建てて有名になろうとした人々がいた。神は人間の高慢なこの企てを知り、心配し、怒った。そして人間の言葉を混乱（バラル）させた。今日、世界中に多様な言葉が存在するのは、バベルの塔（バラルに由来する）を建てようとした人間の高慢を、神が裁いた結果である」と。

予防接種は自然界では起こりえない医療行為です。自然の法則に逆らった今日の予防接種の乱用、とりわけ乳幼児への度重なる接種は、精密な人体の営みのスタートを乱し得る危険行為です。ちなみに、二〇一一年の福島原発の爆発事故も同様に、地球上では起こりえない核分裂反応を人知の過信で行った結果です。よって、ワクチンの乱用と原発稼働推進は人間の思い上がりによるものであり、神（命）への挑戦ともいえます。まさに「バベルの塔」現代版ではないでしょうか。

最後になりましたが、緑風出版社長・高須次郎氏には、乳幼児ワクチンの乱用と発達障害の関係をご理解下さり、本書を企画出版として世に送り出していただきました。心から敬意を表し、感謝を申し上げます。

同社専務・高須ますみ氏には、本書の構成、編集、校正において多大なご尽力をいただきました。厚く御礼申し上げます。

さらに本書の作成にあたりましては、同社社員の皆様の一方ならぬお力添えがありました。衷心より御礼を申し述べます。

二〇二〇年二月　　臼田篤伸

参考にさせていただいた主な書籍

1 『細胞と組織の地図帳』（和氣健二郎、講談社、二〇〇三年）
2 『ワクチンの罠』（船瀬俊介、イースト・プレス、二〇一五年）
3 『ネイチャーハイライト』（二〇一七年二月十六日付『健康科学』）
4 『もうワクチンはやめなさい』（母里啓子、双葉社、二〇一四年）
5 『やっぱり危ないタミフル』（浜六郎、金曜日、二〇〇八年）
6 『ワクチンに「NO!」と言おう』（シェリー・テンペニー、二〇〇八年）
7 『シックスクール問題と対策』（加藤やすこ、緑風出版、二〇一八年）
8 『こんなにあぶない子宮頸がんワクチン』（安田美絵著、佐藤荘太郎監修、二〇一三年）
9 『発達障害』（岩波明、文春新書、二〇一七年）
10 『発達障害の子どもたち』（杉山登志郎、講談社現代新書、二〇〇七年）
11 『発達障害と少年犯罪』（田淵俊彦、新潮新書、二〇一八年）
12 『自閉症の僕の七転び八起き』（東田直樹、KADOKAWA、二〇一五年）
13 『ハイパーワールド』（池上英子、NTT出版、二〇一七年）
14 『うちの子はADHD』（かなしろにゃんこ、講談社、二〇一八年）
15 『発達障害の薬物療法を考える』（嶋田和子、彩流社、二〇一七年）

16『自閉症スペクトラム障害―療育と対応を考える』（平岩幹男、岩波新書、二〇一五年）
17『自閉症スペクトラム』（本田秀夫、ＳＢ新書、二〇一五年）
18『ワクチン学』（山内一也・三瀬勝利、岩波書店、二〇一四年）
19『自閉症裁判―レッサーパンダ帽男の罪と罰』（佐藤幹夫、朝日文庫、二〇〇八年）
20『十七歳の自閉症裁判―寝屋川事件の残したもの』（佐藤幹夫、岩波現代文庫二〇一〇年）
21『危険なインフルエンザ予防接種』（高橋晄正、農文協、一九八七年）
22『インフルエンザと闘うな！』（臼田篤伸、農文協、二〇一二年）
23『高血圧は薬で下げるな！』（浜六郎、角川書店、二〇一三年）
24『子どもと親のためのワクチン読本』（母里啓子、双葉社、二〇一三年）
25『予防接種は迷って、悩んでもいいんだよ』（青野典子、山田真、ジャパンマシニスト社、二〇一七年）
26『発達障害のある子のサポートブック』（日本版ＰＲＩＭ作成委員会編、二〇一四年）
27『まちがいだらけの予防接種』（藤井俊介、さいろ社、二〇〇三年）
28『私憤から公憤へ』（吉原賢二、岩波新書、一九七五年）
29『ぼくはアスペルガー症候群』（権田真吾、彩図社、二〇一五年）
30『発達障害の原因と発症メカニズム』（黒田洋一郎、木村・黒田純子、河出書房新社、二〇一四年）
31『ワクチン副作用の恐怖』（近藤誠、文藝春秋、二〇一七年）

[編者略歴]

臼田篤伸（うすだとくのぶ）

1945 年　長野県佐久市に生まれる
1963 年　長野県立野沢北高校卒業
1973 年　東京医科歯科大学歯学部口腔外科大学院修了、歯学博士、癌の細胞培養学専攻
1974 年　東京厚生年金病院歯科部長就任
1976 年　埼玉県川口市にて歯科医院開業、現在に至る

本業のかたわら、インフルエンザ発症の時間医学、細胞培養から解き明かす癌転移、日本古代史を塗り替える銅鐸民族の研究に取り組む

主な著書　『インフルエンザと闘うな！』（農文協）、『抗がん剤は転移促進剤』（農文協）、『銅鐸民族の悲劇』（彩流社）ほか多数

住所　埼玉県川口市道合 493-1　TEL048（284）0225　FAX048（284）9117

ホームページ「ぬれマスク先生」http://www. nuremask. com
「抗がん剤は転移促進剤」http://kouganzai-tenisokusin.com/
「銅鐸」http://doutaku.com

乳幼児《にゅうようじ》ワクチンと発達障害《はったつしょうがい》

2020年3月20日　初版第1刷発行　　定価1800円＋税
2022年2月20日　初版第2刷発行

著　者　臼田篤伸 ©
発行者　高須次郎
発行所　緑風出版
〒113-0033　東京都文京区本郷2-17-5　ツイン壱岐坂
［電話］03-3812-9420　［FAX］03-3812-7262［郵便振替］00100-9-30776
［E-mail］info@ryokufu.com［URL］http://www.ryokufu.com/

装　幀　斎藤あかね　　本文イラスト　西岡実子
制　作　R 企 画　　印　刷　中央精版印刷・巣鴨美術印刷
製　本　中央精版印刷　　用　紙　中央精版印刷　　E1000

ISBN978-4-8461-2003-0　C0047

名医の追放
滋賀医科大病院事件の記録
黒藪哲哉著

四六判並製
二〇八頁
1800円

前立腺がんの小線源治療で名高い名医がいて、全国から患者が押し寄せる滋賀医科大病院。手術未経験医師の治療を告発・阻止した名医が病院を追われようとしている。患者より病院幹部のメンツを優先する「黒い巨塔」に迫る。

生命特許は許されるか
天笠啓祐編著

四六判上製
一九八頁
1800円

多国籍企業の間で特許争奪戦がくりひろげられている。バイオテクノロジーの分野では、生命や遺伝子までが特許の対象となり、私物化されるという異常な状態になっている。本書は、具体例をあげながら、企業の支配・弊害を指摘。

遺伝子操作時代の権利と自由
なぜ遺伝子権利章典が必要か
S・クリムスキー他著／長島功訳

四六判上製
四二〇頁
3000円

人間の権利と人格的完全性、地球の生物学的完全性を保護するために、人間の遺伝子操作をはじめとした遺伝子革命の社会的・生物的な意味を評価し、その応用を民主的に制御するためには、遺伝子権利章典が必要だと訴える。

生命操作事典
生命操作事典編集委員会編

A五版上製
四九六頁
4500円

脳死、臓器移植、出生前診断、ガンの遺伝子治療、クローン動物など、生や死が人為的に操作される時代。我々の生命はどのように扱われようとしているのか。医療、バイオ農業を中心に五〇項目余りをあげ、問題点を浮き彫りに。

生殖医療の何が問題か
伊藤晴夫著

四六判並製
二一〇頁
1700円

生命科学・生殖医療の進展はまざましい。だが、はたして「いのち」の操作はどこまで許されるのか。本書は、日本不妊学会の理事長を務めた著者が生殖医療の現状と問題点をわかりやすく解説しつつ、その限界を問う。

携帯電話でガンになる
［国際がん研究機関評価の分析］
電磁波問題市民研究会編著
四六判並製
二四〇頁
2000円
スマートホンの爆発的普及、全国的な携帯基地局の増加などにより、私たちの身の回りには電磁波が飛び交い、健康影響を訴える人達が急増している。本書はWHO評価の内容と意味を分析、携帯電話の電磁波の対処法を提起する。

生命（いのち）
［人体リサイクル時代を迎えて］
山口研一郎編著
A5判変並製
二五六頁
2400円
現代医療は、先端医学の発展で「生命の操作」にまで及び、「神」の領域に踏み込みつつある。本書は、五人の専門家が、現在置かれている生命の状況を踏まえ、医療のあり方、国や企業の動き、生命観、宗教観など社会の問題点を議論。

前立腺がん予防法
［正しい食事とライフスタイル］
東京管理職ユニオン編
A5判並製
一二八頁
1600円
男性に特有な悪性腫瘍、前立腺ガンが急増している。自覚症状の現れにくいこのがんは、生活習慣を見直し、食事療法をすれば予防可能です。本書は、がんの進行を抑え、免疫系を強化するなどの具体的対策をやさしく解説する。

職場いびり
［アメリカの現場から］
ノア・ダベンポート他著／アカデミックNPO訳
四六判上製
三二六頁
2400円
職場におけるいじめは、不況の中でますます増えてきている。欧米では「モビング」という言葉で、多角的に研究されている。本書は米国の職場いびりによって会社をやめざるをえなかった体験から問題を提議した基本図書です。

メンタルヘルスの労働相談
メンタル・ヘルスケア研究会著
四六判並製
二四四頁
1800円
サービス残業等の長時間労働、成果主義賃金により、職場いじめ、うつ、自殺者などが急増している。本書は、相談者に寄り添い、相談の仕方、会社との交渉、職場復帰、アフターケアなどを具体的に解説。相談マニュアルの決定版。